Dr. med. Detlef Pape · Dr. med. Rudolf Schwarz

Elmar Trunz-Carlisi · Helmut Gillessen

Schlank
im Schlaf für
Berufstätige

Weltbild

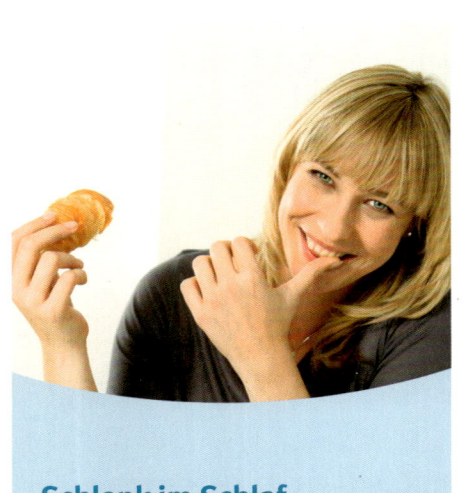

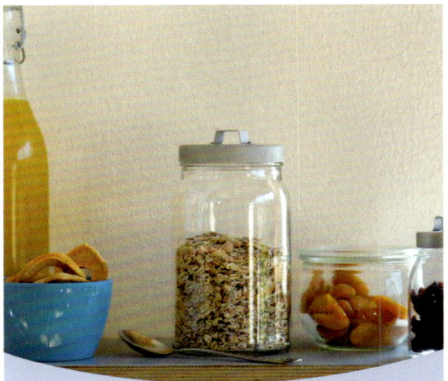

Schlank im Schlaf

... für alle, die viel zu tun haben

Extras

Umschlagklappe vorne:

Die besten Empfehlungen für Ihren gesunden Schlaf und effizientes Abnehmen

Umschlagklappe hinten:

Keine Zeit zum Kochen: SiS-Fast-Food!

Morgens

Energiegeladen in den Tag

Starten Sie mit knusprigen Brötchen, Marmelade oder selbst gemachtem Aufstrich schwungvoll in den Tag. Oder haben Sie Lust auf Kokos-Kiwi-Müsli oder Orangenreis?

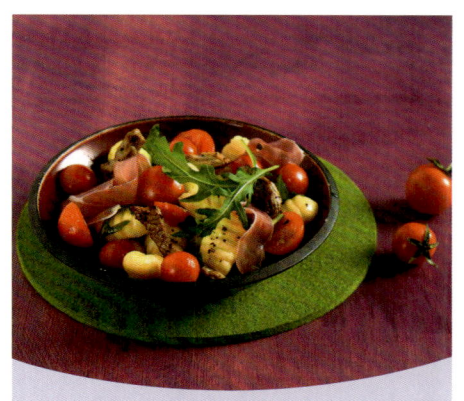

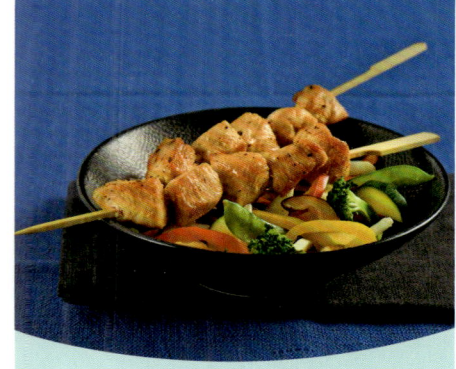

Mittags

Lassen Sie es sich schmecken!

Selbst in einer knappen Mittagspause müssen Sie nicht auf eine leckere, ausgewogene und trotzdem schnell zubereitete Mahlzeit verzichten: Wie wär's etwa mit einem Gyros-Sandwich? Oder mögen Sie lieber Kraut-schupfnudeln?

Abends

Genussvoll abnehmen

Jetzt ist Fettabbau angesagt. Trotzdem ist Genießen erlaubt: Von gefüllten Pilzen bis zu Lammfilet mit Speck-Rosenkohl ist alles dabei.

Extras

Zum Nachschlagen

Schlank im Schlaf:

Die Grundlagen

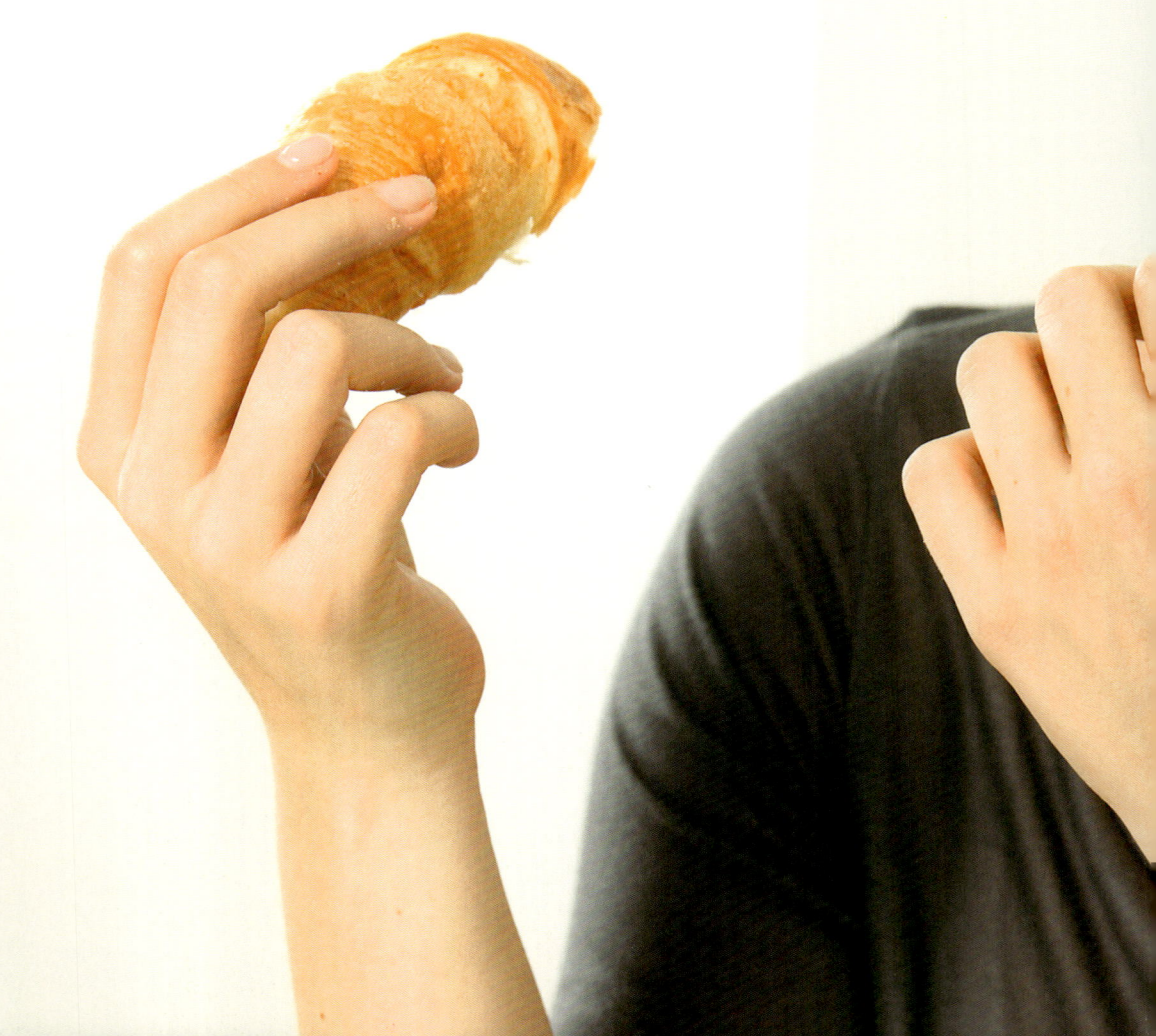

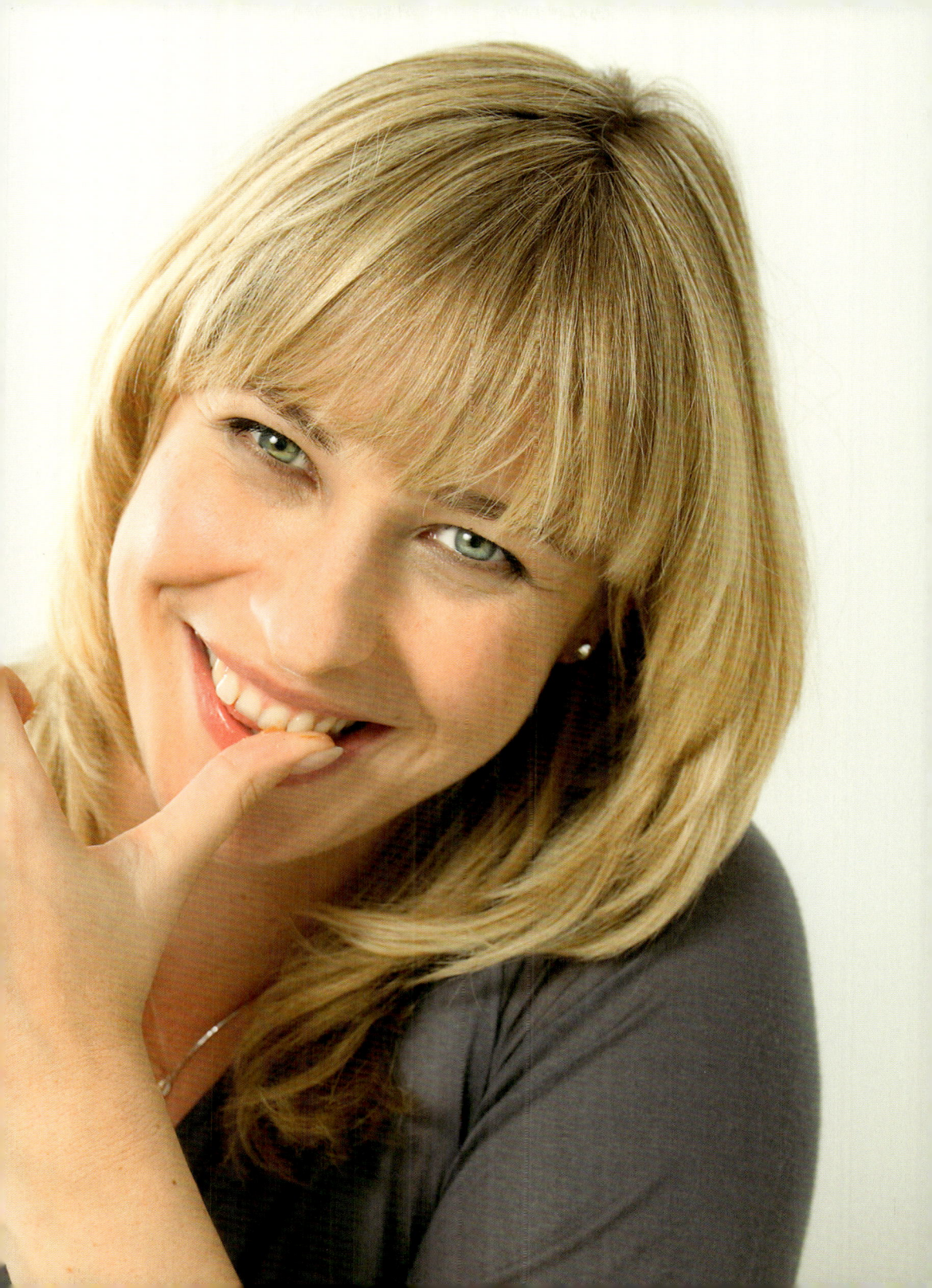

Schlank im Schlaf
... für alle, die viel zu tun haben

Schlank, gesund, leistungsfähig und gut gelaunt im Job wie im Freundeskreis oder im Kreise seiner Lieben. Wer ist das nicht gern? Dabei liegt die Lösung so nah. Das versprechen einem zumindest die Titelseiten der vielen, vielen Lifestyle- und Frauenmagazine am Kiosk oder im Supermarkt. Diät heißt das Zauberwort, um seinem Wunschbild von einer guten Figur in kürzester Zeit näher zu kommen. Die meisten Abnehmwilligen haben damit in der Vergangenheit ihre ganz eigenen Erfahrungen gemacht. Die wenigsten waren befriedigend. Denn warum sonst halten Sie jetzt unser Kochbuch in den Händen?

Unser Ernährungsprogramm beruht auf einigen einfachen Regeln, mit denen jeder jederzeit damit beginnen kann, Fett, das sich an Bauch, Po und Oberschenkeln angesammelt hat, loszuwerden. Deshalb lässt es sich auch ohne Weiteres auf den Berufsalltag übertragen und auch auf Menschen, die eigentlich gar keine Zeit haben, sich um schlank machende Ernährungsgewohnheiten und komplizierte Kochrezepte zu kümmern.

Frühstücken wie ein Kaiser ...

Wer morgens aus Figurgründen auf sein Frühstück verzichtet hat oder nach einer Tasse Kaffee aus dem Haus gehetzt ist, hat mit dieser Gewohnheit leider nur das Gegenteil erreicht. Eine morgendliche Fastenphase macht genauso dick wie eine ungünstige Zusammenstellung von Nährstoffen. Unser Gehirn braucht nach der nächtlichen Fastenphase morgens Kohlenhydrate, sonst macht es sich in seiner Not über die Muskelzellen her. Und die sind unsere Verbündeten beim nächtlichen Fettabbau, wie Sie noch sehen werden. Außerdem haben wir Probleme damit, mit einem »Kaltstart« in Schwung zu kommen und uns zu konzentrieren. Gewöhnen Sie sich deshalb gleich um auf ein üppiges, kohlenhydratreiches Frühstück: Kohlenhydrate pur sorgen morgens für eine nur mäßige Insulinantwort (gut für die Bauchspeicheldrüse) und versorgen insbesondere unsere stets kohlenhydrathungrige Steuerzentrale im Kopf. Pro Tag benötigen unsere grauen Zellen mehr als 100 Gramm (120 bis 140 Gramm) Glukose aus Kohlenhydraten wie beispielsweise Stärke. Die ist z. B. in einem Müslifrühstück oder einem süßen bzw. herzhaften Brotfrühstück enthalten. Verzehrt wird jetzt bereits die Menge an Kohlenhydraten, die das Gehirn in 24 Stunden braucht. Pflanzliches Eiweiß, z. B. in Form von pikanten vegetarischen Brotaufstrichen, ist morgens übrigens in Ordnung. Im Unterschied zum tierischen Eiweiß aus Milch, Käse oder Wurst, lösen pflanzliche Proteine wie etwa in Getreide, Gemüse oder Nüssen nur eine vergleichsweise schwache Insulinantwort aus.

Ist der Magen zugleich ordentlich gefüllt, wird der Grundumsatz angeheizt, und die Magensensoren sorgen für die richtigen Signale ans Gehirn. Wir fühlen uns satt, zufrieden und leistungsfähig. So halten Sie locker die fünf Stunden Pause bis zur nächsten Mahlzeit aus:

Diese Zeit benötigt der Körper für die Verdauung und die Normalisierung des Blutzuckerspiegels: 3 bis 4 Brötchen oder 2 Croissants und Obst dürfen es deshalb morgens ruhig sein. Ja, Sie haben schon richtig gelesen, die recht fettigen Croissants senken die Insulinreaktion. Die Franzosen haben nicht zuletzt aus diesem Grund nur halb so viel Übergewicht wie die Deutschen.

Bitte keine Zwischenmahlzeiten!

Nach einem üppigen Frühstück ist die Gefahr gering, dass Sie am Vormittag der Süßhunger überfällt. Wer trotzdem snackt, füttert jetzt sein Fettgewebe: Der kleine Schokoriegel, die Möhre oder das Obst zwischendurch sorgen für einen Nährstoffstau im Blut. Was trotz erhöhter Insulinausschüttung nicht in die Zellen eingebracht und dort verwertet werden kann, wandert umgehend ins Fettgewebe.

Mittags gesund genießen

Zwischen 11 und 16 Uhr ist der Körper voll auf Tagesaktivität eingestellt: Kohlenhydrate und Eiweiß werden jetzt schneller von den Muskelzellen aufgenommen. Deshalb können Sie mittags variieren: Entweder Sie essen Mischkost, z. B. Pasta mit Fisch und Salat oder Putensandwiches mit Gemüse (wieder etwa 100 Gramm Kohlenhydrate), oder – wenn Sie besonders schnell abnehmen wollen (Intensivabnahme) – Eiweiß pur (z. B. Fisch, Gemüse und Salat). Oder Sie nehmen z. B. Nudeln mit Tomatensauce als vegetarische Mahlzeit (Kohlenhydrate, Gemüse und Salate).

Abends: Die Fettverbrennung anregen

Wer morgens und mittags genügend Kohlenhydrate zu sich genommen hat, braucht abends eine Portion Eiweiß, um den Weg für die nächtliche Fettverbrennung bereit zu machen.

Essen Sie sich jetzt satt mit einer Portion Fleisch oder Fisch mit Gemüse oder Salat. So unterstützen Sie die Arbeit des Wachstumshormons (HGH), während Sie schlafen. Dadurch werden der Fettabbau, das Muskelwachstum (insbesondere nach sportlicher Aktivität) und alle Regenerationsprozesse im Körper angeregt. Die benötigte Energie stammt aus Fettzellen, die jetzt nicht durch einen Insulinüberschuss (ausgelöst durch eine abendliche Mischkost oder Kohlenhydrate-Mahlzeit) blockiert sind.
Diese Ernährungsweise ist optimal auf den Rhythmus unseres Stoffwechsels abgestimmt. Sie belastet ihn nicht, nährt ihn mit den Stoffen, die er zu den unterschiedlichen Tageszeiten braucht und leicht verwerten kann. Und sie entlastet den Körper, indem sie ihm hilft, überschüssige Fettreserven loszuwerden.

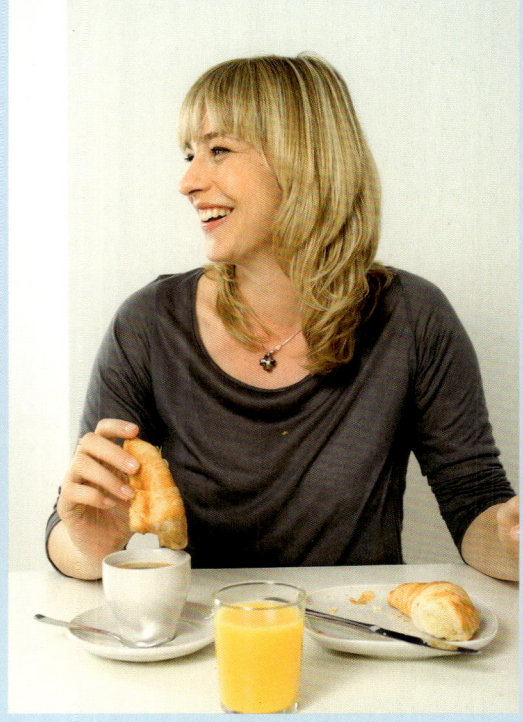

Insulin-Score verschiedener Lebensmittel je 250 kcal*

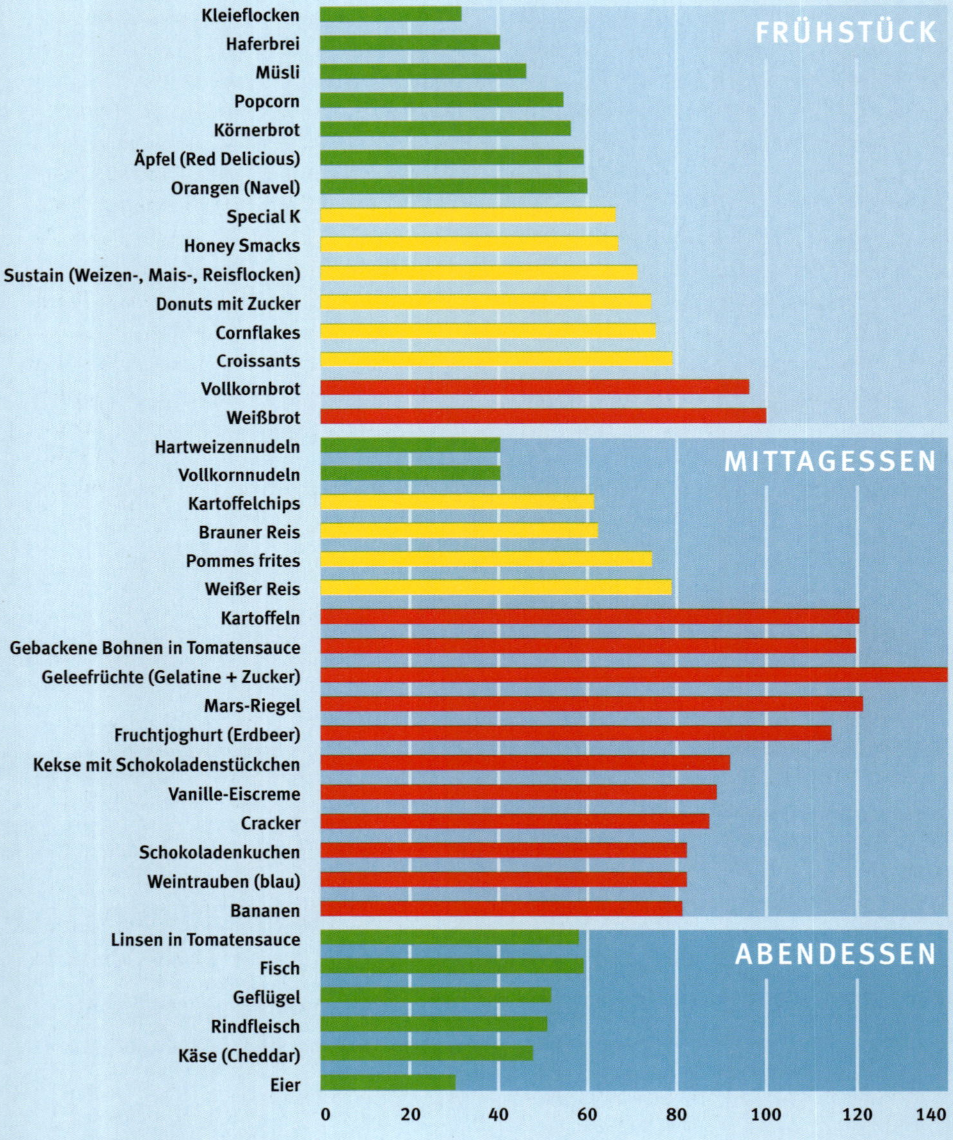

FRÜHSTÜCK

- Kleieflocken
- Haferbrei
- Müsli
- Popcorn
- Körnerbrot
- Äpfel (Red Delicious)
- Orangen (Navel)
- Special K
- Honey Smacks
- Sustain (Weizen-, Mais-, Reisflocken)
- Donuts mit Zucker
- Cornflakes
- Croissants
- Vollkornbrot
- Weißbrot

MITTAGESSEN

- Hartweizennudeln
- Vollkornnudeln
- Kartoffelchips
- Brauner Reis
- Pommes frites
- Weißer Reis
- Kartoffeln
- Gebackene Bohnen in Tomatensauce
- Geleefrüchte (Gelatine + Zucker)
- Mars-Riegel
- Fruchtjoghurt (Erdbeer)
- Kekse mit Schokoladenstückchen
- Vanille-Eiscreme
- Cracker
- Schokoladenkuchen
- Weintrauben (blau)
- Bananen

ABENDESSEN

- Linsen in Tomatensauce
- Fisch
- Geflügel
- Rindfleisch
- Käse (Cheddar)
- Eier

0 20 40 60 80 100 120 140

*Referenzwert: Weißbrot 100 %

Ideal für morgens und abends sind die Lebensmittel, die die niedrigsten Insulinreaktionen hervorrufen (grün, gelb). Die für morgens empfohlenen großen Brotmengen sind trotz der Insulinreaktion (rot) sinnvoll, um die leeren Zuckerspeicher zu füllen. Die Verwendung von Streichfett wiederum bremst das Insulin.

Der Schlüssel: Unser Stoffwechsel

Die Ernährungsregeln für die Insulin-Trennkost beruhen auf der Funktionsweise des menschlichen Stoffwechsels. Im Lauf der Menschheitsentwicklung (2 Millionen Jahre) hat sich zwar unser Gehirn enorm vergrößert und uns zum *Homo sapiens* gemacht. Unser Stoffwechsel funktioniert jedoch noch wie zu Zeiten unserer frühen Vorfahren.

Von Nomaden und Ackerbauern

Der Urtypus des Nomaden war auf ein stark schwankendes Nahrungsangebot eingestellt. Sein Stoffwechselrhythmus wurde bestimmt durch Bewegung, Hungerzeiten und Sättigung durch eine »Ur-Nahrung«, die vor allem aus Fleisch (tierischem Eiweiß), wenig Kohlenhydraten (pflanzlicher Kost) und Fetten bestand. Gleichzeitig entwickelte sich ein »Fett-spar-Mechanismus«, der in üppigen Zeiten dafür sorgte, dass Fettreserven eingelagert wurden. Die sorgten dann bei Hunger oder Kälte dafür, dass der Mensch nicht auskühlte und weiter jagen gehen konnte.

Das Aussäen von Getreidekörnern und ihre Ernte war eine Ernährungsrevolution und sorgte erstmals dafür, dass große Nahrungsvorräte angelegt werden konnten, diesmal aus pflanzlichem Eiweiß und Kohlenhydraten, einer neueren Art der »Ur-Nahrung«. Die Erhaltung der menschlichen Art ist durch die Entwicklung des zweiten großen Urtypus, des Ackerbauern, erst seit 10 000 Jahren gesichert.

So sind wir von unserer Biologie her zwar Allesesser, können die Nahrungsmittel aber nicht alle gleich gut verstoffwechseln. Je ausgeprägter ein Mensch noch die Anlage des Jägers in sich trägt, desto dicker und kränker wird er durch konzentrierte Kohlenhydratenahrung.

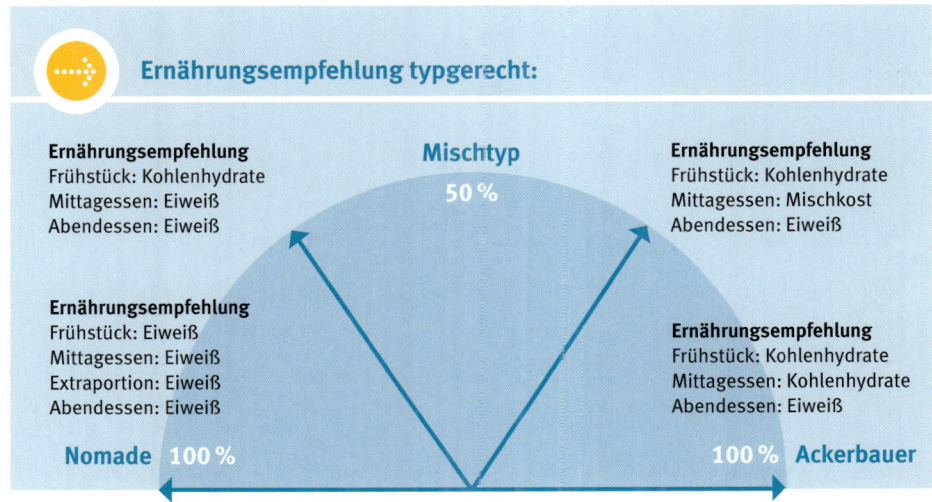

Nicht jeder Mensch ist vom Ernährungstyp her ein klassischer Nomade oder Ackerbauer. Häufiger noch sind der Nomaden-Mischtyp und der Ackerbauer-Mischtyp. Die Ernährungsempfehlungen in diesem Buch beziehen sich in der Regel auf sie. Sollten Sie mit der Mischtypen-Kost nicht so gut abnehmen oder sich schlapp und müde nach dem Essen fühlen, ernähren Sie sich drei Wochen lang nach dem Schema, das dem 100-prozentigen Nomaden bzw. Ackerbauern entspricht (s. Grafik). Ihre Waage zeigt Ihnen dann, welche Ernährung Ihnen am besten entspricht.

Berechnen Sie Ihren Kohlenhydrate-Bedarf

Mit der Insulin-Trennkost nehmen Sie jeden Tag etwa 1800 Kilokalorien zu sich (etwa 50 Prozent Kohlenhydrate, 30 Prozent Fette, 20 Prozent Eiweiß). Alle Rezepte in diesem Buch sind auf einen täglichen Kohlenhydrate-Bedarf von 100 Gramm pro Frühstück bzw. Mittagessen berechnet. Abends liegt der Gehalt an Kohlenhydraten immer unter 20 Gramm pro Portion. Dies entspricht dem Bedarf der meisten Leser. Wenn Sie wissen wollen, wie viele Kohlenhydrate Sie pro Tag verzehren dürfen, um sicher abzunehmen, müssen Sie zunächst Ihren BMI (Body-Mass-Index) nach der im Kasten unten stehenden Formel berechnen.

BMI und Körperfett

Der BMI ist nur ein sehr grobes Orientierungsmaß, weil die Formel »Körpergewicht : Körpergröße im Quadrat« nichts darüber aussagt, ob ein hoher BMI durch Muskelmasse hervorgerufen wird oder durch Fettmasse. Entsprechend kann der BMI-Wert für einen muskulösen Menschen unter Umständen in diesem Berechnungsbeispiel zu wenig Kohlenhydrate bedeuten und für einen Menschen mit viel Körperfett zu viele Kohlenhydrate. Genauen Aufschluss über die Verteilung von Muskeln und Fett gibt nur eine Bioimpedanzmessung. Sie wird in vielen Arztpraxen (z. B. in InsuLean-Praxen, www.insulean.de) durchgeführt, auch in einzelnen Fitnessstudios (Liegendmessung). Bei mäßig Übergewichtigen

So berechnen Sie Ihren BMI

Formel: Körpergewicht (in kg) geteilt durch Körpergröße (in m) im Quadrat

Beispiele

Mann 80 kg: 1,80 m : 1,80 m = 24,69 BMI	Frau 70 kg: 1,70 m : 1,70 m = 24,22 BMI
Mann 95 kg: 1,75 m : 1,75 m = 31,02 BMI	Frau 87 kg: 1,70 m : 1,70 m = 30,10 BMI

Tägliche Kohlenhydrat-Portionen für Frühstück und Mittagessen

So viele Kohlenhydrate benötigt Ihr Körper entsprechend Ihrem BMI jeweils zum Frühstück und Mittagessen. Das entspricht den rechts angegebenen SIS-Punkten.

Frauen mit einem BMI unter 30	75 g Kohlenhydrate	●●●●●
Frauen mit einem BMI über 30	100 g Kohlenhydrate	●●●●●●●
Männer mit einem BMI unter 30	100 g Kohlenhydrate	●●●●●●●
Männer mit einem BMI über 30	125 g Kohlenhydrate	●●●●●●●●●

tut es auch eine Körperfettwaage, deren Ergebnis unterliegt allerdings zum Teil starken Schwankungen.

Wie viel Energie brauchen Sie, um abzunehmen?

Grundumsatz nennt man die Kalorienmenge, die ein Körper für Herzschlag, Erhaltung der Körpertemperatur, Verdauung, Atmen oder Schlafen benötigt. Er ist abhängig von Geschlecht, Alter und Körpergewicht.

Ihr Tagesenergiebedarf errechnet sich aus dem Grundumsatz plus der benötigten Energie für Alltagsbewegungen (z. B. im Haushalt oder Büro). Verwenden Sie folgende Formel: **Tagesenergiebedarf in Kilokalorien = Körpergewicht in Kilogramm mal 24 (Stunden) plus Ihrem »physical activity level«.**

Der »physical activity level«, also der Energiebedarf für alle Alltagsbewegungen, beträgt bei der Frau 20 Prozent des Grundumsatzes, beim Mann 30 Prozent.

Die Lösung: Insulin-Trennkost

Die Nährstoffverarbeitung im Körper sowie die Fettspeicherung werden von einem in der Bauchspeicheldrüse hergestellten Hormon gesteuert: Insulin. Alle beim Essen und Trinken aufgenommenen Substanzen gelangen nur dorthin, wo sie gebraucht werden, wenn dieser Botenstoff als Türöffner bereitsteht. Je mehr Zucker in einer Mahlzeit steckt, desto höher steigt der Blutzuckerspiegel und desto stärker fällt die Insulin-Reaktion aus. Besonders Mischungen aus Kohlenhydraten und tierischem Eiweiß rufen enorme Insulinantworten hervor. Diese Mischung kam ja in der menschlichen Evolution nicht vor! Damit ist die Bauchspeicheldrüse morgens und abends überfordert, auch wenn viele Menschen um diese Zeit ihre Brotzeit (Brot = Kohlenhydrate, Belag = viel tierisches Eiweiß) schätzen.

Mithilfe der Insulin-Trennkost, bei der Kohlenhydrate und tierische Eiweiße zu verschiedenen Tageszeiten und in unterschiedlichen Kombinationen aufgenommen werden, kann die Fettspeicherung gestoppt und die Fettverbrennung auf natürliche Weise optimiert werden. Die Bauchspeicheldrüse wird geschont und erholt sich wieder!

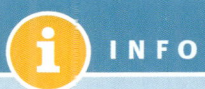

INFO

Kalorienbedarf pro Tag im Beispiel

Ein 80 Kilogramm schwerer Mann hat nach der links in der Textspalte stehenden Formel einen Grundumsatz von 80 x 24 Kilokalorien = **1920 Kilokalorien.** Der Tagesenergiebedarf liegt bei 30 Prozent mehr, d. h. bei 1920 Kilokalorien plus 576 Kilokalorien = 2496 Kilokalorien.

Eine 70 Kilo schwere Frau hat nach der links im Text stehenden Formel einen Grundumsatz von 70 x 24 Kilokalorien x 0,9 (mit diesem Wert muss das Gewicht multipliziert werden) = **1512 Kilokalorien** plus 302,40 = 1814,40 Kilokalorien = Tagesenergiebedarf.

Wenn Sie nun wissen wollen, wie viele Kalorien Sie täglich zu sich nehmen dürfen, um abzunehmen, orientieren Sie sich an dem Zwischenergebnis (Grundumsatz). Dieses spiegelt **eine Energielücke zum Gesamtbedarf, die vom Körper aus dem gespeicherten Fett gedeckt werden kann.** Um abzunehmen, sollte der Mann aus unserem Beispiel also knapp 2000 Kalorien und die Frau etwa 1500 Kalorien täglich zu sich nehmen.

Was darf ich essen und trinken?

MORGENS

Kohlenhydrate – ja!
Tierisches Eiweiß – nein!
► Haferflocken mit Fruchtsaft
► Haferkleie-Fleks (z. B. von Kölln)
► Früchtemüsli
► Schokomüsli
► Cornflakes
► Toppas
► Croissant
► Weizenbrötchen
► Rosinenbrötchen
► Mehrkornbrötchen
► Weizentoast
► Vollkornbrot
► Nuss-Nougat-Creme
► Rübenkraut
► Erdbeerkonfitüre
► Olivenöl- und andere
► pflanzliche Margarine
► Tomatenbrotaufstrich
► Sojaaufstrich (Geschmack wie feine Leberwurst)
► Aioli (Olivenöl und Kräuter)
► alle Obstsorten

Trinken
► Leitungswasser, nicht zu kalt
► Mineralwasser, mit/ohne Kohlensäure
► Mineralwasser, aromatisiert

MITTAGS

Kohlenhydrate – ja! Eiweiß – ja!
Möchten Sie schneller abnehmen? Dann verzichten Sie auf Kohlenhydrate und wählen Sie ein Gericht aus dem Abendessen aus.

► Nudeln
► Spätzle
► Reis
► Kartoffeln
► Couscous
► Linsen
► Mais
► Bohnen
► Möhren
► Hähnchen
► Putenschnitzel mit Gemüse
► Rindfleisch
► Schweinefleisch
► Gulasch
► Fleischfrikadellen
► Lammkotelett
► Fischfilet
► Eier
► Tofu
► Milchprodukte
► alle Gemüsesorten
► alle Obstsorten

Trinken
► Mineralwasser, mit/ohne Kohlensäure
► Mineralwasser, aromatisiert

ABENDS

Kohlenhydrate – nein!
Eiweiß – ja!
► Hähnchen
► Putenschnitzel mit Gemüse
► Rindfleisch
► Kalbfleisch
► Schweinefleisch
► Lammkotelett
► Gulasch
► Fleischfrikadellen (ohne Brötchen)
► Fischfilet
► Räucherlachs mit Tomate
► Eier
► Tofu
► Milchprodukte (Quark, Joghurt, Tsatsiki)
► alle Gemüsesorten (außer Mais, Bohnen, Erbsen und Möhren)

- ► Wasser mit Ingwerscheiben
- ► Wasser mit Zitronenscheiben
- ► Kräutertee (ungesüßt oder gesüßt)
- ► löslicher Kaffee
- ► schwarzer Tee, mit 1–2 TL Sahne
- ► grüner Tee
- ► Früchtetee
- ► Kaffee mit 2 TL Milch oder 1 TL Kondensmilch
- ► Sojamilch in verschiedenen Geschmacksvariationen (Schoko/Vanille)
- ► Espresso
- ► Cappuccino mit Sahne
- ► Orangensaft
- ► Grapefruitsaft
- ► Apfelsaft
- ► Ananassaft
- ► Saftschorle

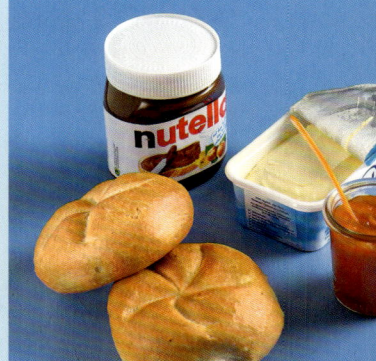

- ► Leitungswasser, nicht zu kalt
- ► Wasser mit Ingwerscheiben
- ► Wasser mit Zitronenscheiben
- ► Kräutertee (ungesüßt oder gesüßt)
- ► Früchtetee
- ► schwarzer Tee/grüner Tee
- ► Saftschorle
- ► Diät-Fruchtsaftgetränk
- ► Fruchtsaft (200 ml)
- ► Tomatensaft
- ► Gemüsesaft
- ► grüner Tee
- ► Früchtetee
- ► Molke (200 ml)
- ► Buttermilch (200 ml)
- ► Kefir (200 ml)
- ► Espresso
- ► Cappuccino mit Milch
- ► Kaffee (alle Zubereitungen)
- ► Milch (200 ml)
- ► Limonade (0,5 l)
- ► Colagetränk (0,5 l)

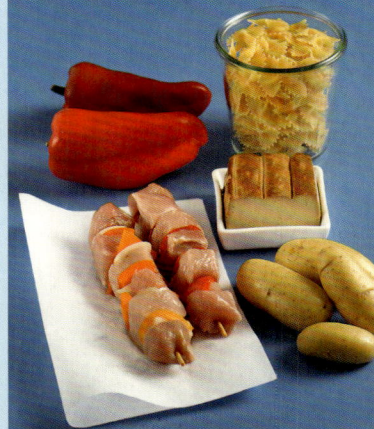

Trinken
- ► Leitungswasser, nicht zu kalt
- ► Mineralwasser, mit/ohne Kohlensäure
- ► Kräutertee
- ► grüner Tee
- ► Kaffee
- ► Limonade, light (beliebig)
- ► Colagetränk, light (beliebig)
- ► Buttermilch (200 ml)
- ► Kefir (200 ml)
- ► Molke (200 ml)
- ► Milch (200 ml)

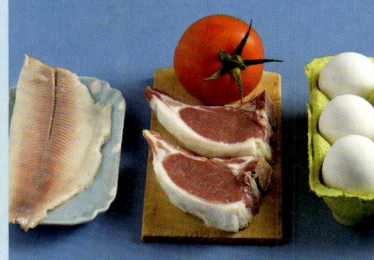

Wein, Bier & Co Für den Genussmenschen, der mittags oder abends auf seinen Wein oder sein Bier nicht verzichten möchte, sind 0,2 Liter Wein oder 0,3 bis 0,5 Liter Bier (mit oder ohne Alkohol) täglich erlaubt.

Fragen von Berufstätigen

?

• Morgens zu frühstücken stellt ein echtes Problem für mich dar. Ich muss einfach zu früh aufstehen, um diese Mengen, die in der Insulin-Trennkost empfohlen werden, zu vertilgen. Aber ohne die geht es wohl nicht?

Am besten, Sie bereiten abends Ihre Frühstücksration zum Mitnehmen vor. Nehmen Sie dann einfach ein warmes Getränk (Tee oder Kaffee) zu sich und machen Sie sich auf den Weg. Schon unterwegs oder am Arbeitsplatz können Sie Ihre Brote essen. Oder Sie decken bereits abends Ihren Frühstückstisch, um morgens Zeit zu sparen. Die frischen Zutaten kommen morgens schnell dazu. So sparen Sie locker zehn Minuten.

Sehen Sie zu, dass Sie binnen einer Stunde Ihr Frühstück verzehrt haben. Anschließend gilt: Die Pause bis zum Mittagessen zählt ab Beendigung Ihres Frühstücks. Sollten Sie also um 8 Uhr fertig gefrühstückt haben, können Sie um 13 Uhr Mittag essen. Für ganz Eilige: Auf S. 141 finden Sie eine Adresse, unter der Sie Kohlenhydrat-Haferriegel bestellen können, die die optimale Zusammensetzung für ein SiS-Frühstück aufweisen.

?

• Mein Mann hat mit SiS in vier Wochen vier Kilogramm abgenommen. Ich dagegen überhaupt nichts, obwohl wir beide genau dieselben Portionen und Gerichte essen und ich mich genau an die Essenspausen halte. Woran liegt das?

Dieselben Portionen machen nur dann Sinn, wenn Sie denselben Grundumsatz haben wie Ihr Partner. Das ist allerdings höchst selten

der Fall, da Frauen geschlechtsbedingt eine schwächer ausgeprägte Muskelmasse haben als Männer. Berechnen Sie bitte Ihren Grundumsatz, Ihren BMI und daraus folgend Ihren täglichen Kohlenhydrat-Bedarf (s. S. 10). Es kann durchaus sein, dass Sie mittags zu viele Kohlenhydrate als Süßigkeiten oder Obst verzehrt haben. Passen Sie die Menge zukünftig an, und der Gewichtsabnahme dürfte nichts mehr im Wege stehen. Zweite Frage: Wie viele Diäten haben Sie bereits hinter sich gebracht? Denn diese senken den Grundumsatz zuletzt sogar chronisch, sodass Sie selbst bei 1500 Kilokalorien Energiezufuhr pro Tag nicht mehr abnehmen können. Reduzieren Sie in diesem Fall bloß nicht die Kalorienmenge! Sondern ersetzen Sie einen Teil oder alle Kohlenhydrate mittags durch größere Eiweißportionen (auch abends 250-Gramm-Mengen). Überschüssiges Eiweiß zwingt den Körper zur Wärmebildung (Thermogenese). Und: Schaffen Sie Ihre Kohlenhydratmengen morgens?

Nicht zuletzt: Wenn das alles nicht zutrifft und Sie wirklich alles richtig gemacht haben, kann es sein, dass Ihre Schilddrüse Ihren Stoffwechsel ausbremst. Lassen Sie zur Sicherheit Ihre Schilddrüsenwerte (auf jeden Fall TSH) von Ihrem Hausarzt oder Endokrinologen bestimmen. Er leitet, falls notwendig, eine Hormonsubstitution ein.

?

• Bei Geschäftsessen, vor allem am Abend, wird nicht selten Alkohol getrunken. Kann ich denn so ohne Weiteres ein Glas Bier oder ein Glas Wein zum Essen trinken? Oder gerät dann meine Trennkost-Bilanz aus dem Ruder?

Nein, nicht unbedingt. Denn kleinere Mengen Alkohol steigern sogar leicht die Körperwärme und schützen vor Gefäßerkrankungen.

Allerdings hat Alkohol zwei unangenehme Eigenschaften: Er hat einen recht hohen Kaloriengehalt (7 Kilokalorien/g), und er bremst die nächtliche Fettverbrennung. Andererseits gehört für viele Genießer ein gutes Gläschen Wein zu einem gelungenen Essen dazu. Wenn Ihnen Ihr Genuss also wichtig ist und Sie beim Abnehmen nicht zu ungeduldig sind, ist abends ein Glas trockener Wein (0,2 Liter) oder 0,3 bis 0,5 Liter Bier (mit oder ohne Alkohol) erlaubt. Wenn Sie mehr Alkohol trinken, stoppen Sie allerdings den Fettverbrennungsprozess über Nacht. Denn die Leber ist jetzt damit beschäftigt, den Alkohol abzubauen, um den Körper vor einer potenziellen Vergiftung zu schützen. Außerdem wird der Abbau des Insulins (Eiweißmolekül) in der Leber verzögert mit der bekannten Folge des blockierten Fettabbaus.

? Wie wichtig ist denn nun Sport beim Abnehmen? Mich langweilt Sport, und ich habe dazu eigentlich überhaupt keine Zeit.

Die Muskelzellen sind unsere Verbündeten, wenn es um den Fettabbau geht: Sie verbrennen sogar im Sitzen oder im Schlafen Fett. Außerdem regt Bewegung die Bildung des für den Fettabbau so wichtigen Wachstumshormons an. Sagen wir es einmal so: Es ist Ihre Entscheidung, ob Sie Sport treiben oder nicht. Abnehmen werden Sie in erster Linie durch die Insulin-Trennkost und indem Sie bei Ihrer individuellen Kalorienaufnahme knapp unter dem Bedarf liegen (s. Grundumsatz S. 11). Wenn Sie den Prozess des Abnehmens jedoch zudem beschleunigen wollen und darüber hinaus etwas für Ihre Gesundheit tun wollen, bewegen Sie sich viel oder treiben Sie Sport – aber übertreiben Sie dieses nicht!

? Seit vier Wochen versuche ich mit mäßigem Erfolg abzunehmen und bin ziemlich frustriert. Dabei war eine Gewichtsreduktion von drei bis vier Kilogramm noch vor einigen Jahren kein Problem. Woran liegt das?

Vermutlich hat bei Ihnen bereits die Hormonumstellung der Wechseljahre eingesetzt, die bei Frauen in der Regel ab dem vierzigsten Lebensjahr messbar wird. Durch den allmählichen Abfall der Östrogenproduktion in den Eierstöcken geht ein Kraft- und Wärmestimulus für die weiblichen Muskeln langsam verloren. Untersuchungen haben gezeigt, dass zwischen dem vierzigsten und dem neunundsechzigsten Lebensjahr einer Frau etwa 30 Prozent Grundumsatz verloren gehen. Beobachtbar ist dieses Phänomen an Ihrem Taillenumfang. Bei Frauen gilt ein Bauchumfang von mehr als 80 Zentimeter, als leichter Risikofaktor für das metabolische Syndrom und Stoffwechselkrankheiten. Ein Umfang von über 88 Zentimetern wird als bedeutender Risikofaktor gewertet.

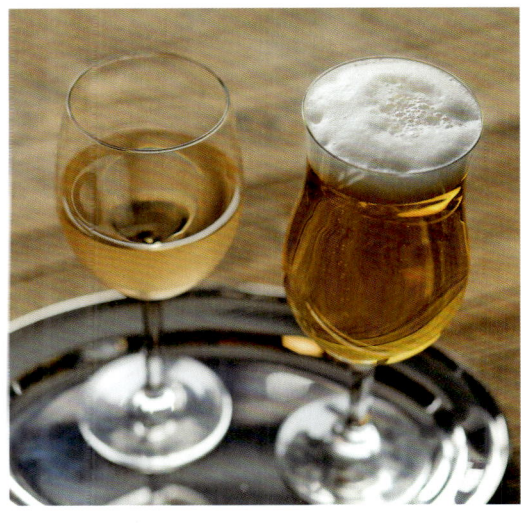

Wie wir im Schlaf abnehmen

Guter Schlaf ist für viele – vor allem berufstätige – Menschen ein Luxus: Laut einer Studie am Interdisziplinären Schlafmedizinischen Zentrum der Charité Berlin aus dem Jahr 2006 schlafen über 12 Millionen Deutsche schlecht. Als Gründe dafür benennen Schlafforscher neben Leistungsverdichtung und Zeitdruck – selbst in der Freizeit – ein ungünstiges Schlafumfeld sowie »schlaffeindliche« Ernährungs- und Lebensgewohnheiten. Zudem sparen leistungsbewusste Menschen nicht selten ganz bewusst an einer der wichtigsten körpereigenen Ressourcen – dem Schlaf. Das kann dazu führen, dass sie mit der Zeit immer mehr zunehmen. Ursache sind bestimmte hormonelle Vorgänge, die nur im Schlaf stattfinden.

Vitalbedürfnis Schlaf

Schlaf ist ein Vitalbedürfnis und genauso wichtig wie Atmen, Essen, Trinken und Bewegung. Der US-amerikanische Schlafpionier William C. Dement behauptet sogar, dass 90 Prozent unserer Gesundheit vom Schlaf abhängig sind. Als gesichert gilt, dass insbesondere der Tiefschlaf äußerst wichtig für un-

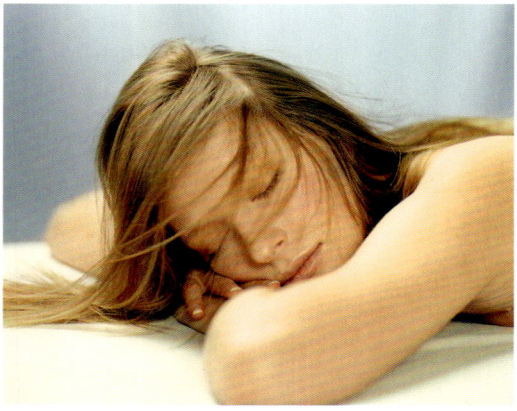

sere Immunfunktionen und die Regenerationsprozesse im Körper ist. Auch unser Gehirn ordnet sich neu im Schlaf. Fakt ist zudem, dass ausreichend Schlaf dafür sorgt, dass wir nicht zunehmen und bei entsprechender Ernährungsweise sogar abnehmen. Wer ausreichend schläft, taktet seinen Stoffwechsel richtig. Wer darauf auf Dauer verzichtet, riskiert dagegen eine Gewichtszunahme und sogar Übergewicht.

Der Schlaf- und Wachrhythmus

Heute weiß man, dass unsere biologische Uhr im Gehirn für unseren Schlaf-wach-Rhythmus zuständig ist, indem sie so ziemlich alle Körperfunktionen steuert, wie etwa die Produktion des schläfrig machenden Hormons Melatonin, des Wachstumshormons (HGH) zu Beginn der Tiefschlafphase oder des Hormons Cortisol am frühen Morgen. Dieser Rhythmus sorgt außerdem dafür, dass unsere Immunzellen nachmittags am meisten Antikörper herstellen und dass der Muskel besonders insulinempfindlich ist. Übrigens ist der innere Rhythmus auch dafür verantwortlich, dass wir etwa alle vier Stunden tagsüber ein kurzes Leistungstief erleben. Wenn Sie neben dem Einhalten der Insulin-Trennkost diese Zeit für eine kurze Entspannungspause oder sogar ein Nickerchen nutzen, sind Sie danach fitter als nach einer Tasse Kaffee oder einem Schokoriegel.

Wie wir schlafen

Der menschliche Schlaf durchläuft verschiedene Stadien. Er beginnt mit der ersten leichten Schlafphase (Stadium 1) und reicht bis zur vierten (Stadium 4). Das ist die sogenannte Tiefschlafphase. Sie gilt als Regenerationsphase des Körpers, jetzt werden auch überschüssige Fettreserven abgebaut: Der Organismus produziert mehr von seinem Baustoff Eiweiß als tagsüber, Muskelzellen werden aufgebaut, und die Hirnanhangdrüse schüttet fast den gesamten Tagesbedarf des Körpers an Wachstumshormonen aus. Mit deren Hilfe können sich die Körperzellen teilen und reparieren. Die Gesamtdauer des Tiefschlafs ist bei allen Menschen in etwa gleich, denn er tritt in der Regel in den ersten drei Stunden des Schlafs auf. Ein Erwachsener verbringt etwa 20 Prozent der Nacht in diesem Schlafstadium. Im Alter verkürzen sich die Tiefschlafphasen.

Wie zu wenig Schlaf dick macht

Schlafmangel bringt, so fanden US-amerikanische Wissenschaftler im Rahmen einer Studie heraus, unseren Schlaf-wach-Rhythmus aus dem Takt und damit den Zyklus aus Nahrungsaufnahme, Energieverbrauch, Stoffwechsel und Hormonhaushalt: Wer wenig schläft, wird demnach eher dick, auch wenn er nicht mehr isst als ein Langschläfer. Auch wenn die Wechselbeziehungen innerhalb des Stoffwechsels nicht restlos geklärt sind, empfehlen Forscher schlaffördernde Lebensgewohnheiten zur Vorbeugung von Übergewicht.

Schlafen Sie sich ruhig schlank!

Mit der Insulin-Trennkost haben Sie den Körper bereit gemacht, in der Nacht den Fettabbau bewältigen zu können. Wirkungsvoll steigern können Sie den Effekt durch ein paar einfache schlafhygienische Maßnahmen.

▶ Nehmen Sie ein SiS-Abendessen ohne Kohlenhydrate zu sich. So bleiben der Blutzucker- und der Insulinspiegel niedrig, und der Körper bedient sich aus den Fettzellen. Mit steigenden Mengen von Reis, Kartoffeln oder Brot im Abendessen steigt auch der Blutzucker- und Insulinspiegel, und der Körper bedient sich für sein anstehendes nächtliches Regenerationsprogramm aus dem Darm statt aus dem Fettspeicher.

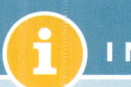

INFO

Wenig Schlaf: Stress für das Immunsystem

Aus physiologischer Sicht stellt Schlaf ein bestimmtes Muster von neurochemischen und elektrischen Prozessen im Gehirn dar. Diese Vorgänge steuern über das Hormonsystem und das vegetative Nervensystem auch die Stoffwechsel- und Immunprozesse in unserem Körper. Der Versuch einer Lübecker Forschungsgruppe zeigte, dass selbst bei jungen, gesunden Testpersonen der Stoffwechsel Achterbahn fuhr, sobald sie eine Woche lang täglich nur vier Stunden schlafen durften. **Ihr Blutzuckerspiegel war nicht mehr stabil, und die Probanden zeigten eine erhöhte Insulinresistenz. Das bedeutet, dass die Wirksamkeit des Insulins im Muskel nachlässt. Die Aufnahme und Verbrennung von Zucker und Fett werden schlechter. Zudem waren der Blutdruck ebenso wie der Spiegel des Stresshormons Cortisol erhöht.**

▶ Essen Sie idealerweise zwischen 17 und 19 Uhr zu Abend. So gönnen Sie Ihrem Körper eine extra lange Insulinpause, und es wird mehr Wachstumshormon ausgeschüttet als bei einer späteren Mahlzeit. Für Spät- und Nachtschichtler gelten jeweils andere Empfehlungen (s. S. 19.)

▶ Wer tagsüber sehr viel Leistung bringen muss, sollte auf keinen Fall an Schlaf sparen. Ideal sind sieben bis acht Stunden Schlaf, egal ob Sie zu den Frühaufstehern oder zu den Langschläfern zählen.

Schlank im Schlaf im Berufsalltag

Gerade Menschen mit einem stressreichen Alltag verlieren leicht die Kontrolle darüber, was und wie sie essen. Insbesondere ein anstrengender Beruf sorgt für die Entwicklung oft verheerender Essgewohnheiten. Das zeigte eine Studie an der London Medical School aus dem Jahr 2007.

Klassische Ernährungsfehler

Wer ständig unter Strom steht, hat oft keine Zeit, vernünftig zu essen. Und: Unter Stress wächst untertags der Hunger auf Süßes, den unser Gehirn dann entwickelt, wenn sich der Spiegel des Stresshormons Cortisol nicht wieder auf sein normales Maß einpendeln kann. Wer seinen grauen Zellen zur Beruhigung dann Futter gibt, bringt folgendes Szenario im Kör-

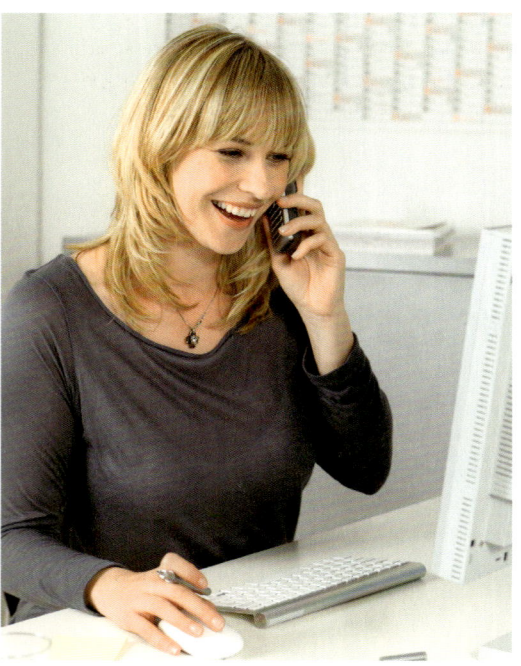

per in Gang: Der Zuckergehalt im Blut steigt rasch, und kurzfristig fühlt man sich wieder fit. Als Antwort darauf schießt allerdings auch das Insulin hoch, um den Zuckerspiegel zu senken. Fazit: Die nächste Hungerattacke ist vorprogrammiert. Auf Dauer machen diese Ernährungsgewohnheiten dick. Auch wenn Sie selbst davon überzeugt sind, dass Sie ja immer nur kleine Portiönchen zu sich nehmen.

Zu den häufigsten Ernährungsfehlern von Berufstätigen gehören:

- ▶ kein Frühstück
- ▶ häufige Snacks zwischendurch
- ▶ ein Mittagessen im Stehen oder schon am späten Vormittag, entweder weil es dann in der Kantine die besten Sachen gibt oder weil es der Heißhunger hineintreibt
- ▶ ein üppiges Abendessen mit reichlich Kohlenhydraten und ein, zwei Gläsern Bier oder Wein zur Entspannung
- ▶ »Fernsehmahlzeiten«, bestehend aus Schokolade, Chips oder Obst und/oder nahrhaften Getränken (Bier, Wein)

Dickmacher Stress

Der Faktor Stress im Zusammenhang mit Ernährungsgewohnheiten ist heute wissenschaftlich recht gut belegt: Ein zu hoher Cortisolspiegel sorgt beispielsweise nachweislich dafür, dass die Körperwahrnehmung beim Essen nicht funktioniert: Wir merken nicht mehr, ob wir schon satt sind. Auch das Gefühl der Zufriedenheit nach einer Mahlzeit kann sich unter Stress nicht einstellen. Das heißt, dass man mehr isst, als man eigentlich braucht. Hinzu kommt der lästige Umstand, dass unter permanenter Anspannung der Fettstoffwechsel aus dem Ruder gerät und das Fett auf andere Art verwertet wird. Die Fettzelldepots – insbesondere die am Bauch – halten sich unter diesen Umständen besonders hartnäckig. Verantwortlich dafür sind laut einer aktuellen Studie zwei Neurotransmitter im Gehirn (NPY und Y2R), die eine Forschergruppe an der University of Georgetown identifizieren konnte.

Wichtig: Regelmäßigkeit und Auszeiten

Nun gehört Stress zu den Gegebenheiten des modernen Lebens, und kaum einer ist in der Lage, sich mit 45 Jahren schon aus dem aktiven Berufsleben zurückzuziehen, um sich fortan den schönen Dingen des Lebens zu widmen. Wichtig ist daher zu lernen, wie man auch in den hektischsten Alltag Ruhepausen einbaut. Dazu gehören neben ausreichend Schlaf, einem täglichen Spaziergang, einer Runde auf dem Fahrrad oder einem Lauf an der frischen Luft in erster Linie eine regelmäßige und kontrollierte Nahrungsaufnahme: Essen entspannt, sorgt für Genusserlebnisse und senkt Ihren Stressspiegel – wenn Sie es richtig machen. Die Grundregeln des richtigen Essens haben wir auf den vorigen Seiten erklärt. Zudem finden Sie auf den Seiten 33, 40 f. und 68 f. jede Menge Tipps, wie Sie auch unterwegs richtig im Rahmen Ihrer Insulin-Trennkost essen können.

Was tun, wenn sich die Essenszeiten verschieben?

Für Arbeitnehmer, die im Schichtdienst arbeiten, oder auch Vielflieger, die im Job immer wieder Zeitzonen überqueren müssen und mit dem Jetlag fertigwerden müssen, gelten andere Regeln. Denn zum einen gerät in diesen Fällen der Rhythmus der biologischen Uhr durcheinander und damit auch der des Stoffwechsels, zum anderen verkürzen sich die Schlafenszeiten. Alles Faktoren, die nicht als Schlankmacher gelten. Nachvollziehbar ist vor diesem Hintergrund auch, dass sich bei einer solchen Arbeits- und Lebensweise nicht der gleiche Erfolg beim Abnehmen erzielen lässt wie bei Arbeitnehmern mit einem normalen Tagesrhythmus. Deshalb müssen hier die Zeiten für die Insulin-Trennkost an den Aktivitätsradius angepasst werden, sodass Sie energiegeladen durch die Nacht und morgens zur Ruhe kommen können, auch wenn Sie gegen Ihren Biorhythmus arbeiten.

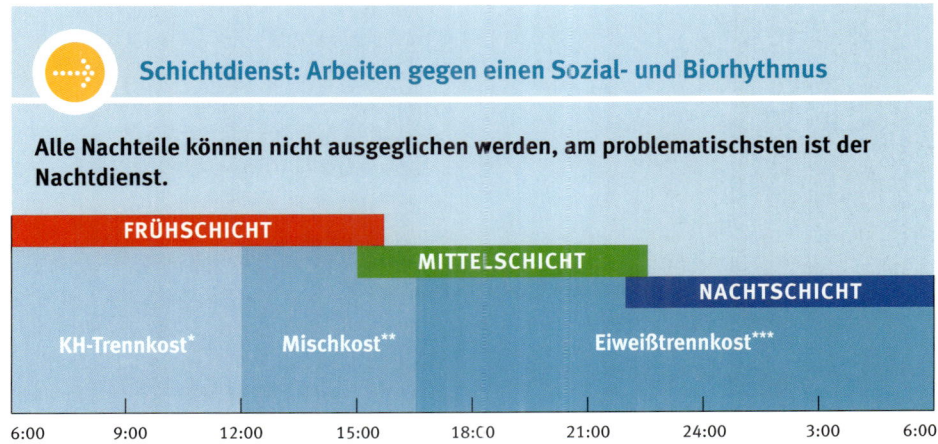

Schichtdienst: Arbeiten gegen einen Sozial- und Biorhythmus

Alle Nachteile können nicht ausgeglichen werden, am problematischsten ist der Nachtdienst.

*s. Frühstück, S. 26 f. **s. Mittagessen, S. 38 f. ***s. Abendessen, S. 66 f.*

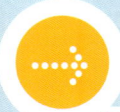

Clever vorbereiten und einkaufen

Geschickt einkaufen und Vorrat halten ist beim Abnehmen mit »Schlank im Schlaf« die halbe Miete. Mit einigen Basics in Kombination mit Fertiggerichten aus dem Kühlregal, Konserven und Tiefkühlkost sowie Frischwaren zaubern Sie in Minutenschnelle feine frisch zubereitete Gerichte für sich und/oder Ihre Familie. Das Gute daran: Sobald Sie die Zutatenmenge verdoppeln oder verdreifachen, haben Sie gleich für die nächsten zwei oder drei Tage Mittags- oder Abendgerichte parat. Planen Sie alle Mahlzeiten, am besten drei Tage im Voraus. Rezepte für alle Mahlzeiten finden Sie ab Seite 34.

Wichtig sind Vorratsgläser, Sandwichdosen und Plastikschüsseln mit Deckeln. So können Sie Salate, Suppen, Nudel- und Reisgerichte sowie Sandwiches und Desserts problemlos ins Büro befördern und hier kalt oder warm verzehren. Und: Zeit- oder Geldmangel sind auch kein Grund, sich ungesund zu ernähren. Wer ein enges Zeitbudget hat, kann auch auf Fertiglebensmittel mit möglichst wenig tierischem Fett und künstlichen Zusatzstoffen zurückgreifen.

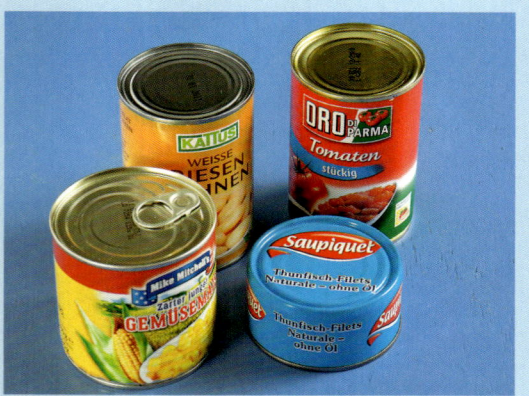

KÜHLSCHRANKVORRAT

Milch, Milchprodukte und Eier

- ▶ Butter und/oder Pflanzenmargarine
- ▶ 1 Packung Eier (Freiland oder Bio)
- ▶ 1 Flasche oder 1 Tetrapak Milch (halbfett)
- ▶ je 1 Becher Sahne, saure Sahne oder Crème fraîche (fettreduziert)
- ▶ 1 großer Becher Joghurt (halbfett)
- ▶ 1 Packung Frischkäse (fettreduziert)
- ▶ 1 Becher Quark (halbfett; auch: Kräuterquark)
- ▶ Hart- und Schnittkäse (z. B. Cheddar, Gouda, Edamer, Parmesan)

nach Belieben:

- ▶ 1 Flasche oder 1 Tetrapak Sojamilch
- ▶ 1 Tofu (gewürzt oder pur)
- ▶ 1 Mozzarella light
- ▶ frische Nudeln (Gnocchi, Tortellini, Schupfnudeln etc.)
- ▶ Pizzateig für Gemüsepizza

Wurst, vegetarische Aufstriche und Fleisch

- ▶ Aufschnitt, abgepackt oder frisch: Schinken (Schwein, Rind: roh, gekocht, geräuchert; Lachsschinken), Roastbeef, Geflügelaufschnitt, Aufschnitt in Aspik
- ▶ vegetarische Brotaufstriche (z. B. Bruschetta-Aufstriche)
- ▶ Geflügel (Hähnchen, frisch oder gegrillt; Hähnchen oder Pute als Brustfilet, Keule oder Steak, in Aspik; Entenbrust)
- ▶ Schwein, Rind und Kalb (Braten aus der Nuss, Steak, Schnitzel, Filet, Medaillons, Gulasch, Geschnetzeltes, Roulade, Kasseler, Tatar)
- ▶ Lamm und Wild
- ▶ Fisch (fettarme Sorten wie Seelachs, Kabeljau, Rotbarsch, Viktoriabarsch, Pangasius, Forelle als Filets oder ganz, dazu Räucherlachs oder Räucherforelle und auch fettreichere Sorten mit

gesunden Omega-3-Fettsäuren wie Thunfisch, Lachs, Hering oder Makrele)
- Fischkonserven (Matjes- oder Bismarckhering, Rollmops)

GEFRIERFACHVORRAT

- TK-Gemüse (wird nur wenige Stunden nach der Ernte eingefroren und enthält oft sogar mehr Vitamine als manches Frischgemüse aus dem Supermarkt)
- Kräuter (gemischt oder einzelne Sorten)
- Wok-Gemüse oder asiatische Gemüse-mischungen
- Beeren
- Tiefkühlfisch (s. frischer Fisch), Meeresfrüchte und Garnelen

SCHRANKVORRAT

- 1 Flasche oder 1 Tetrapak Fruchtsaft (Orangen- und oder Apfelsaft)
- Sonnenblumenkerne, Sesamkerne, Leinsamen
- Knäckebrot, Reiscracker
- Trockenfrüchte (Aprikosen, Apfelringe, Feigen, Datteln, Pflaumen, Rosinen)
- je 1 Glas (nach Belieben) Konfitüre und Marmelade, Nuss-Nougat-Creme, Pflaumenmus, Rübenkraut, Honig
- nach Belieben: Müsli, Corn Flakes oder Getreidepops (auch mit Zucker, besteht nur zu 50 Prozent aus insulintreibendem Traubenzucker und zu 50 Prozent aus Fruchtzucker)
- Mehrkorngetreide- und Kleieflocken, Haferflocken, Dinkelflocken
- Getreideschrot
- Haferkleie, Weizenkleie, Weizenkeime
- Zucker
- Mehl (vorzugsweise mit hoher Typenzahl)

Reis (z. B. Naturreis, Basmatireis, Parboiled Reis, Wildreismischung)
- Nudeln (Hartweizen- oder Vollkornnudeln)
- Essig (z. B. Balsamico-Essig, Apfelessig)
- Pflanzenöle für Salate und zum Braten (z. B. kalt gepresstes Olivenöl, Rapsöl, Walnussöl, Sonnenblumenöl)
- 1 Glas Senf
- 1 Tomatenmark in der Tube
- 1 Flasche Sojasauce
- 1 Glas gekörnte Brühe oder Brühwürfel
- je 1 Packung getrocknete Linsen, Bohnen, Erbsen
- je 2 Basic-Konserven (z. B. Dosentomaten ganz, stückig oder passiert, Rote Bete, Mais, weiße und rote Bohnen, Thunfisch, Gewürzgurken, Mixed Pickles, Perlzwiebeln, Sardellen)
- 1 Flasche trockener Wein
- Salz und Pfeffer
- Gewürze und getrocknete Kräuter
- je 1 kleine Packung Walnüsse, Haselnüsse, Erdnüsse (auch gesalzen)
- nach Belieben 1 Glas Fleisch- und Fischfond
- Zwiebeln, Knoblauch, Kartoffeln (dunkel lagern!)

FRISCHE LEBENSMITTEL

- Brot und Brötchen
- Toast
- nach Belieben: Pumpernickel und Vollkorn
- Früchte der Saison und Exoten
- Blattsalate (je nach Saison)
- Gemüse der Saison

FERTIGGERICHTE

- fettarme Gerichte mit Kohlenhydraten für mittags oder ohne Kohlenhydrate für abends
- Eintöpfe (Linsen, Erbsen, Bohnen, Grünkohl, Spinat etc.)

Tipps zum **Durchhalten**

Gerade zu Beginn der Ernährungsumstellung auf drei Mahlzeiten am Tag kann es vorkommen, dass Sie zwischendurch trotz aller Bemühungen von Heißhungerattacken gequält werden. Nur zur Entwarnung: Das ist völlig normal. Ihr Stoffwechsel ist bisher daran gewöhnt, dass er immer zwischendurch gefüttert und gepäppelt wird, also beklagt er sich beizeiten. Folgende Tipps werden Ihnen helfen.

Essen Sie bewusst

Auch wenn die Zeit knapp ist: Essen hat viel mit Genuss und Entspannung zu tun. Versuchen Sie deshalb, jede Mahlzeit bewusst und mit allen Sinnen zu verzehren. Nebenbei fernzusehen oder Zeitung zu lesen ist schlecht. So neigt man unbewusst dazu, über das Sättigungsgefühl hinaus zu essen oder wegen Ablenkung die notwendige Kohlenhydratmenge nicht zu schaffen. Kauen Sie jeden Bissen gut durch. Trinken Sie nur wenig zu den Mahlzeiten, sondern erst danach, sonst füllen Sie Ihren Magen vorzeitig mit leerer Energie, und es kommt schneller zu dem kleinen Hunger zwischendurch. Auch wenn Sie mittags am Schreibtisch essen: Machen Sie daraus ein Ritual, schalten Sie den Anrufbeantworter an, schaffen Sie Arbeitsunterlagen beiseite, hängen Sie ein »Nicht stören«-Schild an die Bürotür oder holen Sie sich eine nette Kollegin bzw. einen Kollegen zur Unterhaltung, setzen Sie sich hin und essen Sie sich möglichst in Ruhe satt.

Essen Sie gut

Sie wissen selber, was Ihnen am besten schmeckt. Also bereiten Sie sich Ihre Lieblingsmahlzeiten auch fürs Büro und abends auf Vorrat zu. Wenn Sie mittags auswärts essen gehen, wählen Sie in Ruhe Ihr Essen aus und überlegen Sie, was Ihnen anschließend nicht im Magen liegt wie ein Kilo Steine.

Gehen Sie nie hungrig aus dem Haus

Wenn Sie länger nichts gegessen haben, lassen Sie sich schneller durch Düfte und Gerüche aus Bäckerei, Metzgerei oder von der Imbissbude verführen. Also, satt essen nicht vergessen! Packen Sie sich außerdem eine kleine Flasche Wasser mit in die Tasche. So können Sie mit ein paar Schlucken den Hunger zwischendurch stillen. Ganz wichtig: Kaufen Sie nie hungrig ein und machen Sie sich vorher unbedingt einen Einkaufszettel!

Dreimal essen macht glücklich

Denken Sie daran: Sie brauchen wirklich nur drei sättigende Mahlzeiten täglich, um glücklich und zufrieden zu sein. Sollten Sie anfangs in den Esspausen Hunger oder Appetit verspüren, trinken Sie etwas oder bedienen Sie sich aus dem Notfallkoffer (s. rechte Seite).

Ablenkung hilft auch

Wenn das Verlangen, zwischendurch zu essen, zu groß wird, lenken Sie sich ab: Telefonieren Sie mit Freunden. Oder erledigen Sie Routinearbeiten am Schreibtisch. Das macht zufrieden, und Sie schaffen es, Ihre Insulinpause einzuhalten. Wenn das alles nicht hilft, überlegen Sie einmal, warum Sie gerade jetzt Appetit haben. Haben Sie Stress, ist Ihnen langweilig oder wollen Sie sich belohnen? Falls ja, gönnen Sie sich etwas Positives, das Laune macht: Gehen Sie hinaus an die frische Luft und drehen Sie eine Runde um den Block; kaufen Sie sich Blumen oder eine schöne Zeitschrift, die Sie abends nach dem Essen gemütlich durchblättern.

Positiv denken

Stress und negative Gefühle machen dick. Studien haben gezeigt, dass die meisten Menschen in Überlastungssituationen genauso wie bei Langeweile zum Essen neigen. Wer dann versucht, sich beim Essen zusammenzureißen, lässt seine Regeln beim nächsten Ärger schnell sausen und fängt oft maßlos zu essen an. Danach entstehen Gefühle, versagt zu haben, Sie fühlen sich noch schlechter als zu Beginn, und die nächste Tüte Gummibärchen liegt schon parat. Seien Sie deshalb gut zu sich! Schaffen Sie sich Wohlfühlpausen, und gönnen Sie sich etwas zwischendurch, das nichts mit Essen zu tun hat (s. o.) Wenn es Sie trotz allem einmal packt, seien Sie nicht zu streng mit sich. Es ist nicht schlimm, wenn man einmal über die Stränge schlägt. Versuchen Sie, danach einfach weiter am Ball zu bleiben und gut auf sich zu achten!

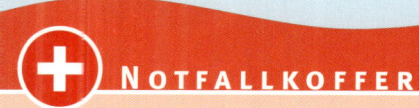

NOTFALLKOFFER

Bei Hungerattacken

Wenn alle guten Tipps nicht nützen und Sie einfach etwas zwischendurch zu essen brauchen, dann sorgen Sie immer (!) für einen Notfallvorrat in Form von den folgenden kleinen Eiweißmahlzeiten. So füllen Sie Ihren Magen, ohne dem Körper viele Kalorien zuzuführen, und lassen über den Geschmacksreiz die Hungerattacke abklingen.

- ▶ 1 hart gekochtes 10-Minuten-Ei zwischendurch, je nach Geschmack mit oder ohne Salz, löscht beißenden Hunger umgehend.

oder wahlweise:

- ▶ 1–2 Scheiben magerer gekochter Schinken
- ▶ 1 Becher Hüttenkäse
- ▶ 1 Harzer Käse mit Essig-Öl-Zwiebel-Dressing
- ▶ 1 Dose Thunfisch im eigenen Saft
- ▶ saure Gurken (Cornichons)
- ▶ 1 Becher Magerquark (200 g)
- ▶ 5 Nüsse, vor allem Mandeln oder Paranüsse
- ▶ klare Suppe: Ideal sind Bouillons aus Gemüse-, Fleisch- oder Geflügelbrühe (gibt es körnig oder als Würfel). Sie können die Bouillon auch mit ein paar blättrig geschnittenen Champignons anreichern oder ein rohes Ei darin verquirlen.
- ▶ Götterspeise: Wenn Sie der Süßhunger plagt, besorgen Sie sich einen Vorrat an Götterspeise in verschiedenen Geschmacksrichtungen. Gesüßt wird aber nur mit Süßstoff, sonst wird die Insulinpause unterbrochen und der Erfolg der Trennkost bleibt aus.
- ▶ Proteinriegel (s. S. 141)
- ▶ Ebenfalls hilfreich ist ein großes Glas Wasser.

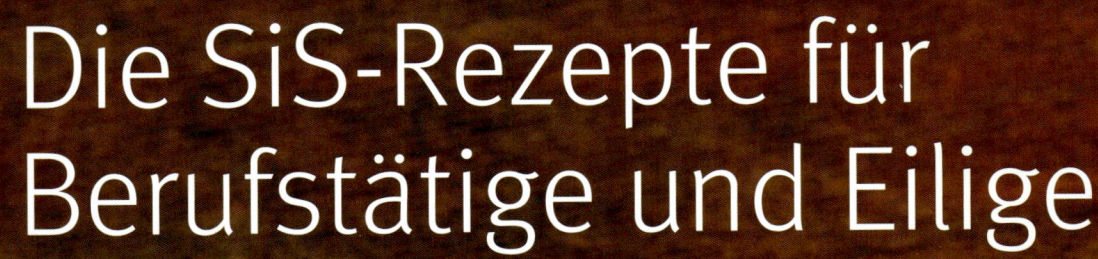

Die SiS-Rezepte für Berufstätige und Eilige

Genießen,
auch wenn die Zeit knapp ist

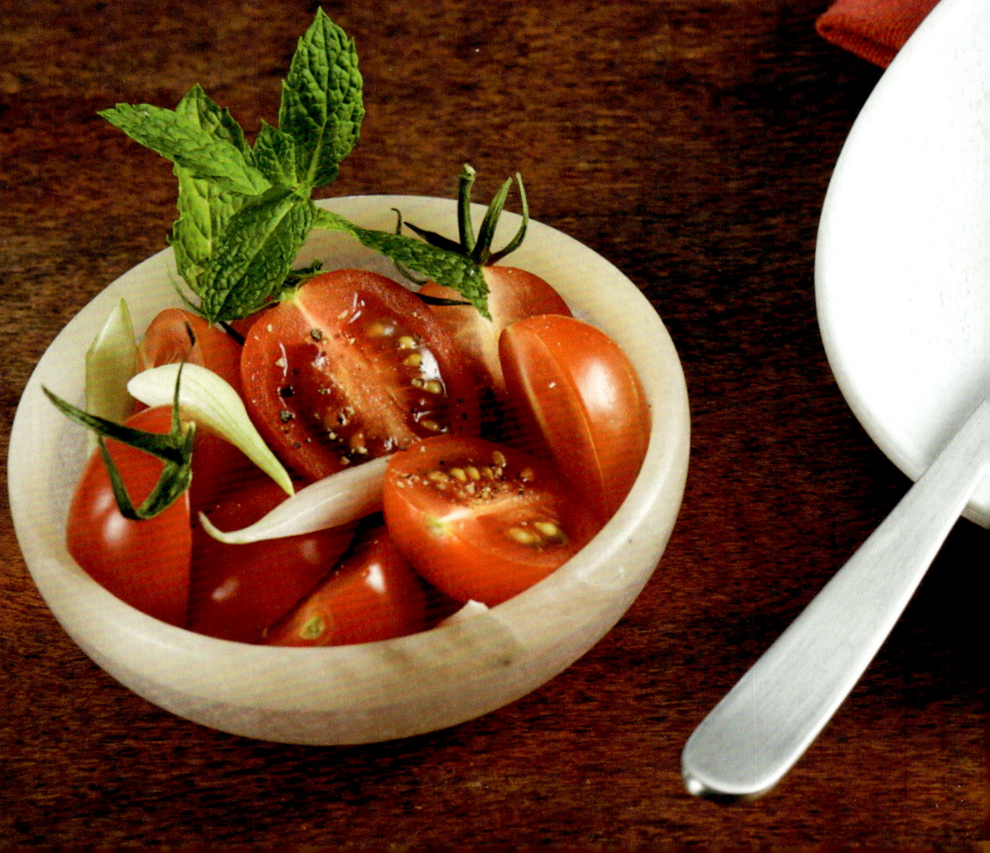

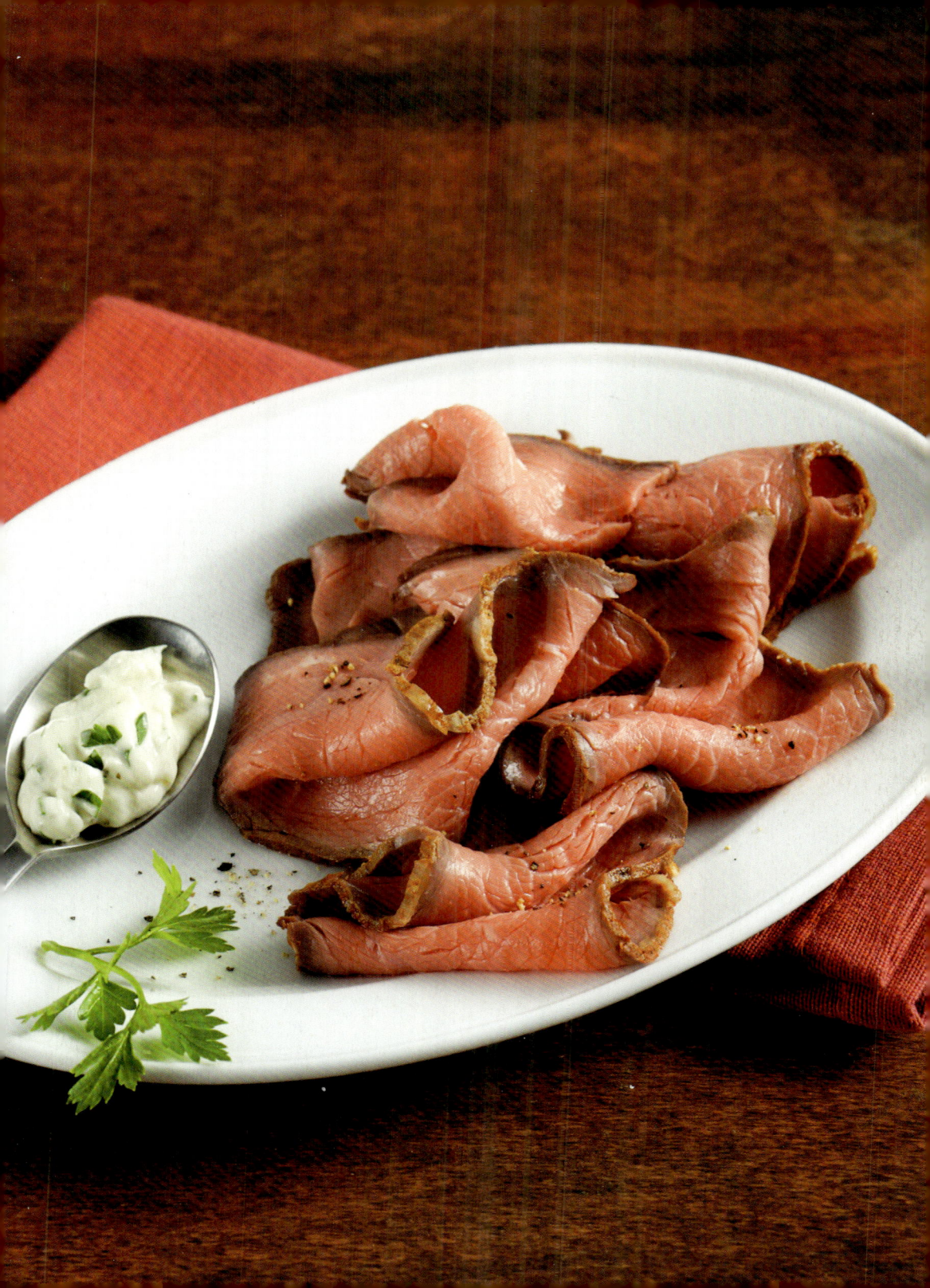

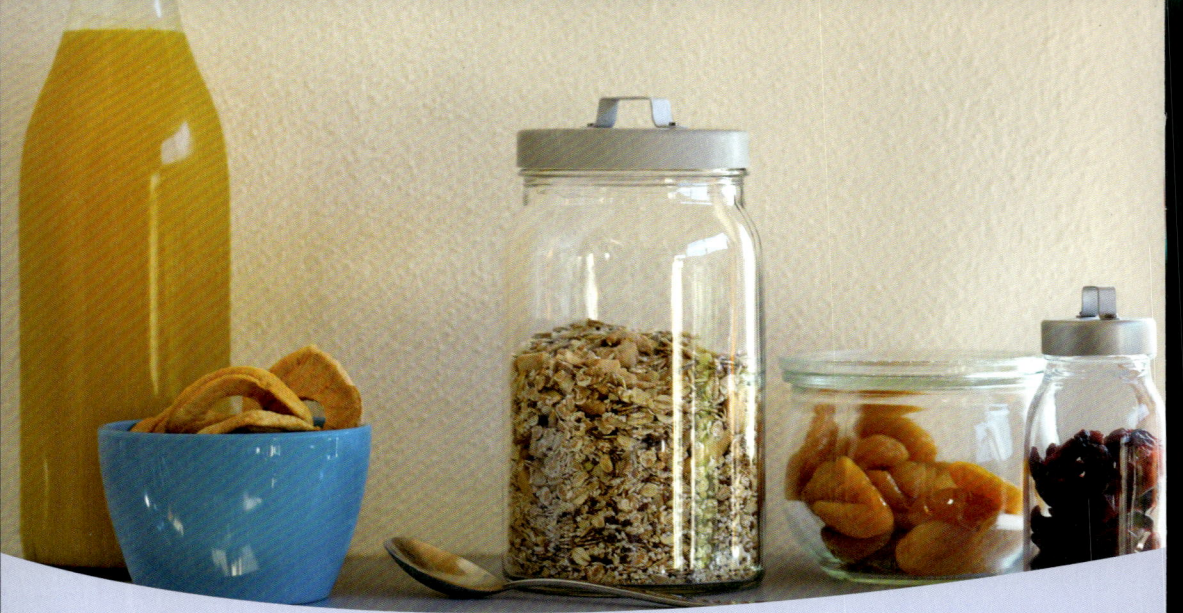

Morgens: Energie-geladen in den Tag

Langen Sie beim Frühstück tüchtig zu! Ihr Gehirn braucht jetzt Futter in Form von Zucker, denn über Nacht haben sich die Kohlenhydratspeicher völlig entleert. Das Gute an Kohlenhydraten (um diese Tageszeit) ist: Sie haben weit weniger Kalorien, als ihnen gemeinhin unterstellt wird, und sie sättigen hervorragend. Zudem nähren Kohlenhydrate die Muskelzellen und heizen den Stoffwechsel ordentlich an.

Kohlenhydrate satt!

Wenn Sie energiegeladen in den Tag starten und die nächsten Stunden konzentriert arbeiten möchten, müssen Sie entsprechend vorsorgen. Ihren individuellen Kohlenhydrate-

Bedarf haben Sie bereits mithilfe der Tabelle auf Seite 10 errechnet. Jetzt geht es um die erste Mahlzeit des Tages. Denn je besser Sie frühstücken, desto einfacher ist es, die Pause bis zum Mittagessen einzuhalten. Schließlich sorgt ein ballaststoffreiches und dabei wenig energiereiches Frühstück für eine gute Magendehnung, die dem Gehirn signalisiert, dass Sie in den nächsten Stunden keinen Appetit haben werden. Falls doch, sorgen Sie für einen Notvorrat. Wie der aussehen soll, sehen Sie auf Seite 23.

Nicht zu fett essen

Grundsätzlich sind Sie mit allen Angaben in unserem Baukasten ab Seite 28 auf der sicheren

Seite, was die ideale Kalorienmenge pro Mahlzeit anbelangt. Sie müssen sich deshalb auch nicht damit abplagen, Fettmengen abzuwiegen. Als Faustregel gilt für alle Insulin-Trennkostmahlzeiten: Je Mahlzeit sollte die Menge an sichtbaren Fetten, also Streichfetten oder Ölen, sowie an versteckten Fetten, z.B. aus Wurst oder Käse, insgesamt 20 bis 25 Gramm ausmachen.

Frühstücksvariante: Müsli

Sie mögen es morgens gerne kernig? Dann essen Sie sich an einer Portion Müsli satt: Es sind so gut wie alle Müslivariationen möglich. Auf www.müsli.de können Sie sich Ihre Lieblingsgetreidesorten, Nüsse und Trockenobst mischen lassen und gleich in größerer Menge bestellen. Anrühren können Sie Ihr Müsli mit

Saft, Sojamilch, Sojajoghurt, Reismilch oder etwas Sahne, verdünnt mit Wasser (z.B. 50 ml + 150 ml Wasser).

Frühstücksvariante: süß

Wer morgens Süßhunger hat, wird am wenigsten Probleme damit haben, sich an das üppige Insulin-Trennkost-Frühstück zu gewöhnen. Erlaubt ist (fast) alles: jede Brot- oder Toastsorte, Weizenbrötchen genauso wie Vollkornbrötchen aber auch Croissants, wie sie zu jedem mediterran inspirierten Frühstück gehören. Lassen Sie sich dazu Ihre Lieblingsmarmelade, Honig oder auch Nuss-Nougat-Creme schmecken.

Frühstücksvariante: herzhaft

Für diejenigen, die morgens eher zu Wurst und Käse greifen, wird die Gewöhnungsphase vielleicht ein wenig länger dauern. Hier heißt es: Umstellen auf vegetarische Aufstriche, kombiniert mit allen Brot- und Gebäcksorten. Die pflanzlichen Eiweiße in den Aufstrichen, die es übrigens sogar in Geschmacksvarianten wie Leberwurst gibt, sorgen nur für eine schwache Insulinantwort der Bauchspeicheldrüse. So können Fettzellen schon durch Alltagsbewegung, wie der Weg zur Arbeit, aufgeschlossen und Fett verbrannt werden.

Frühstücksgetränke

Die klassischen Frühstücksgetränke Tee und Kaffee stehen auch beim Trennkostfrühstück auf dem Büfett. Verfeinern Sie sie nach Belieben mit etwas Sahne oder Sojamilch, oder wenn Ihnen das nicht behagt, auch mit zwei bis drei Teelöffeln Milch.
Dazu schmeckt ein Glas Fruchtsaft. Erfrischend und kreislaufanregend ist morgens auch ein Glas kühles Leitungswasser mit ein bis zwei Scheiben frischem Ingwer oder einem Zitronenschnitz.

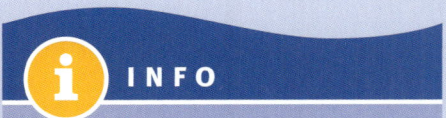

INFO

Kohlenhydrate für das Frühstück

1 g Kohlenhydrate hat einen Brennwert von 4 Kilokalorien. In unten aufgezählten Nahrungsmitteln stecken die Kohlenhydrate für Ihr Frühstück. Wie Sie diese optimal und schmackhaft kombinieren, sehen Sie auf den nächsten Seiten:

► Brot, Brötchen und Gebäck
► herzhafte vegetarische Brotaufstriche
► süße Brotaufstriche (Konfitüren, Honig, etc.)
► Müsli, Getreide und Flocken
► Obst, frisch und getrocknet
► Fruchtsaft

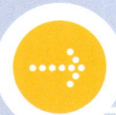

Frühstücks-Baukasten

Der Klassiker: Brotfrühstück

Brot & Gebäck (enthalten 50 Prozent Kohlenhydrate)

1 Baguettebrötchen (100 g)	●●●●
2 Scheiben Bauernbrot (100 g)	●●●
2 Croissants (120 g)	●●●●
7 Scheiben Knäckebrot (70 g)	●●●●
2 Laugenbrezeln (120 g)	●●●●●
2 Laugenbrötchen (120 g)	●●●●
2 Laugenstangen (120 g)	●●●●

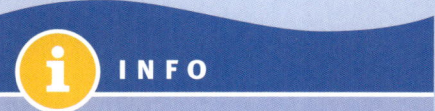

I N F O

Leichter geht es mit SiS-Punkten

Alle Rezepte sind für 2 Personen: Wir haben alle Rezepte, in denen Kohlenhydrate (KH) stecken, mit SiS-Punkten pro Portion ausgezeichnet. **1 SiS-Punkt entspricht 12,5 g KH.** Wenn Sie Ihren täglichen Kohlenhydratbedarf berechnet haben und nun wissen wollen, wie Sie am besten Ihr Frühstück kombinieren, rechnen Sie einfach die Punkte neben den Rezepten zusammen. Für eine Frau, die 100 Gramm Kohlenhydrate pro Frühstück und Mittagessen zu sich nehmen sollte, heißt das: pro Mahlzeit 8 SiS-Punkte (= pro Tag 16 SiS-Punkte). Für einen Mann, der 125 g Kohlenhydrate pro Mahlzeit verzehren soll, um morgens und mittags gut gesättigt zu sein, heißt das: 10 SiS-Punkte (= pro Tag 20 SiS-Punkte).

2 Milchbrötchen (100 g)	●●●●
2 ¹/₂ Scheiben Mischbrot (100 g)	●●●●
3 Scheiben Roggenbrot (120 g)	●●●●
2 Roggenbrötchen (100 g)	●●●●
1 großes Rosinenbrötchen (90 g)	●●●●
3 Scheiben Vollkornbrot (150 g)	●●●●
1 ¹/₂ Vollkornbrötchen (120 g)	●●●●
5 Scheiben Weißbrot (100 g)	●●●●
5 Scheiben Weizentoast (100 g)	●●●●
2 Weizenbrötchen (100 g)	●●●●
7 Scheiben Zwieback (70 g)	●●●●
5 Scheiben Pumpernickel (150 g)	●●●●

Süße Aufstriche

2 TL Fruchtkonfitüre	●
2 TL Honig	●
2 TL Nuss-Nougat-Creme	●
2 TL Pflaumenmus	●
2 TL Rübenkraut	●

Herzhafte Aufstriche (1 EL entspricht 10 g)

5 EL vegetarischer Brotaufstrich	20 g Fett
2 ¹/₂ EL Butter	20 g Fett
2 ¹/₂ EL Erdnussbutter, gesalzen	20 g Fett
5 EL Halbfettbutter	20 g Fett
5 EL Halbfettmargarine	20 g Fett
2 ¹/₂ EL Pflanzenmargarine	20 g Fett

Dazu: frische Früchte

200 g Ananas	●●
2 kleine Äpfel	●●
6 Aprikosen	●●
1 mittelgroße Banane	●●
2 kleine Birnen	●●
250 g Beeren	●
1 Grapefruit	●●
1 Orange	●

1 ½ Kiwi	•
2–3 Mandarinen	•
1 Pfirsich	•
75 g Weintrauben	•

... oder Gemüserohkost

5 Tomaten	•
500 g Salatgurke	•
2 ½ Paprikaschoten	•
20 Radieschen	•

Energiegeladen mit Müsli & Co

16 EL Cornflakes, ohne Zucker	••••
16 EL Cornflakes, gesüßt	•••••
8 EL Flockenmischung	••••
8 EL Fruchtmüsli, ungesüßt	••••
8 EL Getreideschrot	••••
8 EL Haferflocken, kernige	••••
7 EL Knuspermüsli	••••
8 EL Mehrkornflocken	••••
8 EL Schokomüsli	••••
16 EL Weizen-/Dinkelpops	••••

Trockenobst

40 g Bananenchips	••
40 g Apfelringe	••
50 g Aprikosen	••
1 Dattel	•
1 Feige	•
1 Pflaume (10 g)	•
30 g Rosinen	••

Nüsse

25 Cashewkerne	10 g Fett
14 Haselnüsse	10 g Fett
2 EL Kürbiskerne	10 g Fett
6 TL Leinsamen	10 g Fett
15 Mandeln	10 g Fett

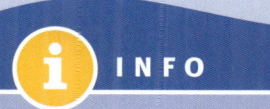
4 TL Sonnenblumenkerne	10 g Fett
7 Walnüsse	10 g Fett

Angerührt wird mit ...

200 ml Ananassaft	••
250 ml Apfelsaft	••
300 ml Grapefruitsaft	••
250 ml Multivitaminsaft	••••
250 ml Orangensaft	••
200 ml Sauerkirschsaft	••
150 ml Traubensaft	••
3 EL Sahne	10 g Fett
150 g Sojamilch, ungesüßt	2,5 g Fett
250 g Vanillesojamilch	•

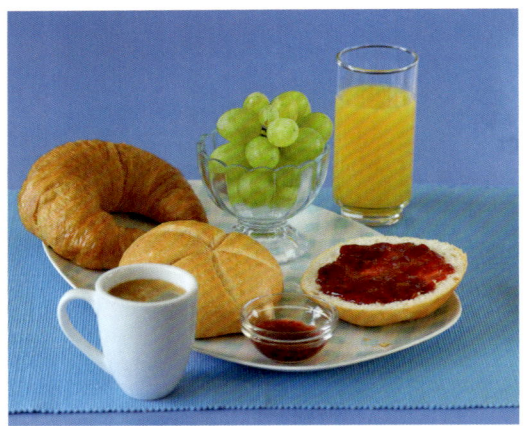

Frühstück: Los geht's

Der Baukasten hilft Ihnen auf einen Blick, sich Ihr Frühstück zusammenzustellen. Um Ihnen die Umstellungsphase auf die Insulin-Trennkost so einfach wie möglich zu machen, haben wir hier folgende Frühstücksbeispiele für süße und herzhafte Brotfrühstücke sowie ein Müslifrühstück zusammengestellt. Sie sind besonders geeignet für Berufstätige, die morgens zu Hause frühstücken können oder über ausreichend Zeit verfügen, um sich Ihr Frühstück für Ihren Arbeitsplatz vorbereiten zu können. Selbstverständlich können Sie nach Belieben auch süße und herzhafte Brotfrühstücke kombinieren. Alle Beispiele sind für einen Bedarf von 100 Gramm Kohlenhydrate ausgerichtet und rasch zusammengestellt. Sollte Ihr Bedarf darunter- oder darüberliegen, müssen Sie entsprechend 2 SiS-Punkte dazuzählen oder abziehen. Zu allen Frühstücken gibt es jeweils z. B. 1 Glas Fruchtsaft, 2 Tassen schwarzen/grünen Tee oder 1 Tasse schwarzen Kaffee mit oder ohne Zucker und ggf. mit zwei bis drei Teelöffeln Milch.

Schmackhafte, abwechslungs- und energiereiche Rezeptinspirationen finden Sie anschließend ab Seite 34.

Süße Brotfrühstücke

3 Weizenbrötchen + 3 TL Margarine + 2 TL Erdbeermarmelade + 1 TL Honig + 1 TL Nuss-Nougat-Creme	●●●●●●●● 15 g Fett
2 Croissants + 4 TL Konfitüre + 250 ml Orangensaft	●●●●●●●● 28 g Fett
6 Scheiben Vollkorntoast für 3 Sandwiches + 1 EL Butter + fein geschnittener Apfel (Variation 1) + 1 TL Nuss-Nougat-Creme + Bananenscheibchen (Variation 2) + 1 TL Erdbeerkonfitüre + Erdbeerscheiben (Variation 3)	●●●●●●●● 11 g Fett
1 großes Rosinenbrötchen + 1 Roggenbrötchen + 1 EL Butter + Salz + 250 ml Apfelsaft	●●●●●●●● 8 g Fett
5 Scheiben Weizentoast mit je 1 TL Erdnussbutter crunchy + insgesamt 4 TL Honig bestrichen, 1 Banane in Scheiben	●●●●●●●● 25 g Fett
5 Scheiben Hefezopf + 2 EL Butter + 4 TL Honig + 2 Orangen in Scheiben	●●●●●●●● 22 g Fett

Süße Brotfrühstücke *(Fortsetzung)*

2 Croissants + 2 TL Pflaumenmus + 1 Pfirsich + 300 ml Grapefruitsaft	●●●●●●●● 24 g Fett
1 Rosinenbrötchen + 1 EL Butter oder Margarine + 2 TL Himbeerkonfitüre + 1 TL Kokosraspel + 1 kleine Birne + 250 ml Orangensaft	●●●●●○○○ 12 g Fett
3 Scheiben Vollkornbrot + 3 TL Butter + 25 g gehackte Cashewkerne + 250 g gemischte Beeren + 2 TL Honig + 200 ml Sauerkirschsaft	●●●●●●●○ 22 g Fett
2 Roggenbrötchen + 2 ½ EL Pflanzenmargarine + 4 TL Rübenkraut + 7 frische Pflaumen	●●●●●●●● 25 g Fett

 ## Herzhafte Brotfrühstücke

3 Laugenbrezeln + 2 ½ EL Butter + ½ Banane	●●●●●●●● 20 g Fett
4 Scheiben Vollkornbrot + 3 EL Olivenölmargarine + 1 Tomate in Scheiben + 1/4 Salatgurke in Scheiben + 300 ml Grapefruitsaft	●●●●●●●● 24 g Fett
4 Brötchen + 2 EL Olivenölmargarine + 2 Salatblätter + ½ Paprikaschote + 50 g Salatgurke + 3 Radieschen (ergibt 4 belegte Brötchen)	●●●●●●○○ 16 g Fett
6 Scheiben Roggenbrot + 4 TL vegetarischer Brotaufstrich (z. B. Zwiebel, Tomate, Paprika) + 2 Tomaten in Scheiben + 2 TL gehacktes Basilikum (ergibt 3 Sandwiches)	●●●○○○○○ 8 g Fett
3 Laugenbrötchen + 3 TL Butter + 2 Tomaten + 2 EL Kresse + 2 TL Sonnenblumenkerne + 250 ml Apfelschorle aus 125 ml Apfelsaft und 125 ml Wasser	●●●●●●●● 20 g Fett
5 Scheiben Pumpernickel + 3 EL vegetarischer Brotaufstrich (Leberwurst) + 3 TL Senf + ½ Salatgurke in Scheiben + 250 ml Traubensaft	●●●●●●●● 20 g Fett
2 Scheiben Bauernbrot + 1 Portion Petersilien-Tofu-Creme (S. 35) + 1 große Möhre in Stiften + 350 ml Ananassaft	●●●●●○○○ 12 g Fett

Herzhafte Brotfrühstücke *(Fortsetzung)*

7 Scheiben Knäckebrot + 125 g weiße Bohnen (aus der Dose) püriert mit 1 TL gehackten TK-Kräutern, 1/2 TL edelsüßem Paprikapulver, Salz, 2 EL Olivenöl + 250 g Kohlrabi- und Möhrenstifte
●●●●●●●●
24 g Fett

2 Vollkornbrötchen + 4 TL Olivenölmargarine + 100 g Räuchertofu in Scheiben + 1 Tomate in Scheiben + 250 ml Apfelsaft
●●●●●●●●
21 g Fett

2 Baguettebrötchen + 4 EL Olivenpaste + $^1/_2$ Paprikaschote
●●●●●●●●
20 g Fett

 ## Müslifrühstücke

8 EL Haferflocken + 150 ml Traubensaft + 1 Brötchen + 1 EL Margarine
●●●●●●●●
8 g Fett

8 EL Getreideflocken + 8 EL Weizenkeime + 200 ml Orangensaft + 150 ml Soja-Vanille-Joghurt
●●●●●●●●
6 g Fett

8 EL Knuspermüsli + 250 ml Orangensaft + 250 g Erdbeeren
●●●●●●●●
12 g Fett

1 Portion Bircher-Müsli (Rezept S. 37)
●●●●●●●●
22 g Fett

12 EL Haferflocken + 250 ml Apfel- oder Orangensaft
●●●●●●●●
12 g Fett

200 g Ananasstücke + $^1/_2$ gewürfelte Melone + 30 g getrocknete Bananenstücke + 200 g Soja-Vanille-Joghurt + 100 ml Ananassaft + 3 zerbröselte Vollkornkekse darüberstreuen
●●●●●●●●
9 g Fett

16 EL gezuckerte Cornflakes + 3 frische Aprikosen + 250 ml Banane-Sojadrink + 15 g gehackte Haselnüsse
●●●●●●●●
15 g Fett

8 EL Mehrkornflocken + 2 Mandarinen + $^1/_2$ Grapefruit + 200 ml Bananensaft + 1 EL Sahne + 2 TL Leinsamen
●●●●●●●●
24 g Fett

8 EL Schokomüsli + 150 g Weintrauben + 250 ml Sojamilch + 7 Walnusskerne + 150 ml Traubensaft
●●●●●●●●
23 g Fett

8 EL Früchtemüsli + 2 EL Haferkleie + 40 g getrocknete Apfelringe + 1 EL Rosinen + 200 ml Wasser mit 2 EL Sahne verrührt
●●●●●●●●

Unterwegs frühstücken

Wer geschäftlich unterwegs ist, muss auch frühstücken. Im Hotel ist das normalerweise kein großes Problem, da Sie hier in aller Regel Ihr Insulin-Trennkostfrühstück vom Büfett oder mithilfe einer Speisekarte zusammenstellen können. Auch hier hilft Ihnen unser Frühstücksbaukasten.

Wenn Sie morgens keinen Frühstücksservice in Anspruch nehmen können, heißt es einkaufen. Suchen Sie sich eine gute Bäckerei – am besten eine, die auch Kaffee zum Mitnehmen (Coffee to go) anbietet – oder gehen Sie in ein Café. Falls das alles für Sie zu zeitaufwendig sein sollte, bestellen Sie sich einen kleinen Vorrat an Kohlenhydratriegeln (s. S. 141). Die können Sie auch unterwegs im Auto oder Flugzeug essen und brauchen nur noch etwas zu trinken dazu.

Immer leicht mitzunehmen sind Kekse, z.B. 1 Packung Butterkekse wäre ein gesamtes Frühstück. Ebenso einfach ist die Kombination aus $1/2$ Packung Kekse und 1 bis 2 Bananen. Praktisch sind auch Haferflocken in einer Tupperdose. 1 kleine Flasche Saft dazu bekommen Sie in jedem Supermarkt.

Frühstücke für unterwegs	
1 Portionsbecher Müslimischung (50 g; z. B. von Kölln) + 200 g Sojajoghurt + 250 g Rote Grütze (Fertigprodukt aus dem Kühlregal)	●●●●●●● 12 g Fett
500 ml Sojamilch Vanille verrührt mit 175 g Apfelmus (aus dem Glas) + 1 Laugenbrezel	●●●●●●● 13 g Fett
300 g Melonen-Mix aus dem Salat-Kühlregal + 80 g Knuspermüsli + 250 ml Apfelsaft	●●●●●●● 11 g Fett
3 Butterbrezeln + 250 ml Orangensaft	●●●●●●● 25 g Fett
2 Amerikaner (150 g) + Kaffee	●●●●●●● 5 g Fett
1 Apfeltasche + 1 Banane + 250 ml Multivitaminsaft	●●●●●●● 23 g Fett
1 Schokocroissant + Espresso + 2 kleine Äpfel + 300 ml Orangensaft	●●●●●●● 27 g Fett
1 Kirsch-Schoko-Muffin + 2 kleine Bananen + 1 Sojamilch-Latte-macchiato	●●●●●●● 23 g Fett
1 Rosinenschnecke + 300 ml Apfelsaft	●●●●●●● 24 g Fett
100 g Nusszopf + 250 ml Mango-Maracuja-Smoothie + 75 g getrocknete Aprikosen	●●●●●●● 23 g Fett

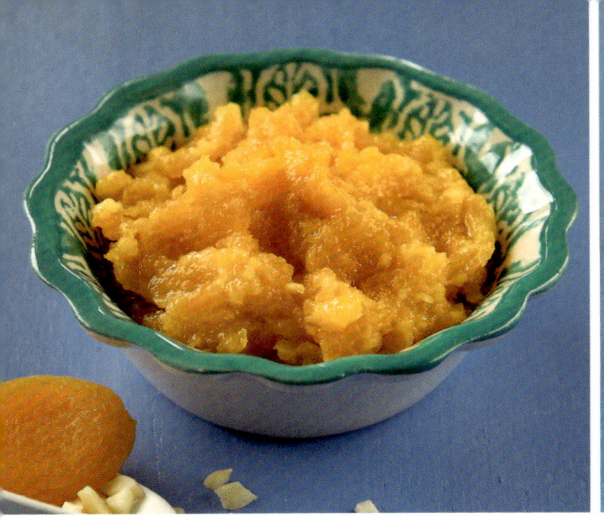
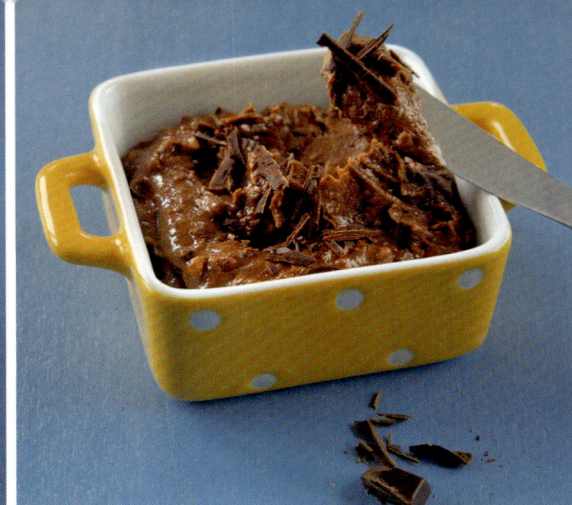

Aprikosenaufstrich mit Mandeln

200 g Soft-Aprikosen | 3 EL gehackte
Mandeln | 50 ml Orangensaft |
$1/_4$ TL Zimtpulver

Für 12 Portionen | ⏱ 10 Min. Zubereitung
Pro Portion (25 g) 55 kcal, 1 g EW, 2 g F, 8 g KH

1 Soft-Aprikosen grob in Stücke schneiden
und mit Mandeln, Orangensaft und Zimt
in den Aufsatz eines Standmixers oder in
einen Rührbecher geben.

2 Alles mit dem Mixer oder dem Pürierstab
glatt pürieren. Bei Bedarf noch etwas Orangensaft zugeben. In ein sauberes Schraubglas füllen. Luftdicht verschlossen hält sich
der Aufstrich im Kühlschrank ca. 1 Woche.

SERVIER-TIPP: Pro Person 2 Milchbrötchen mit
2 Portionen Aufstrich bestreichen und dazu 1 Glas
Orangensaft (250 ml) trinken. Ergibt **8 SiS-Punkte**.

Erdnussbutter mit Schoki

100 g Erdnussbutter crunchy | 2 TL Schoko-
ladengetränkepulver | 1 TL Zimtpulver |
1 EL gehackte Zartbitterschokolade

Für 4 Portionen | ⏱ 5 Min. Zubereitung
Pro Portion (25 g) 180 kcal, 7 g EW, 15 g F, 6 g KH

1 Die Erdnussbutter mit dem Schokoladen-
getränkepulver glatt rühren. Den Zimt gut
unterrühren, und die Zartbitterschokolade
ebenfalls unter die Erdnusscreme mischen.

2 Die Creme in ein sauberes Schraubglas
füllen. Luftdicht verschlossen hält sich der
Aufstrich im Kühlschrank ca. 2 Wochen.

SERVIER-TIPP: Besonders lecker schmecken zwei
Portionen dieses Aufstrichs kombiniert mit 1 Banane
in Scheiben auf 3 Scheiben Roggenbrot. Mit 150 ml
Grapefruitsaft dazu, kommen Sie auf **8 SiS-Punkte**.

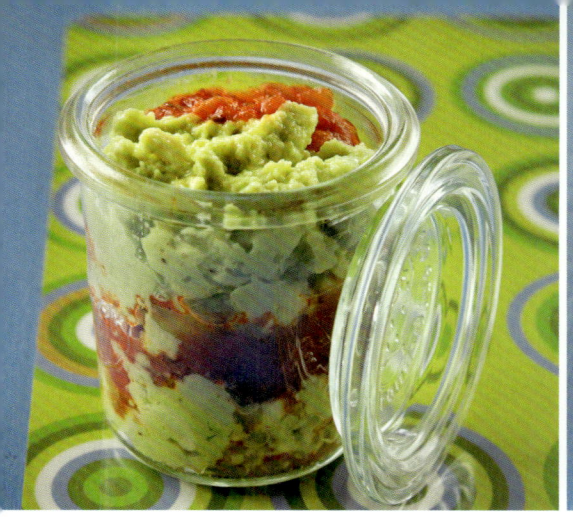

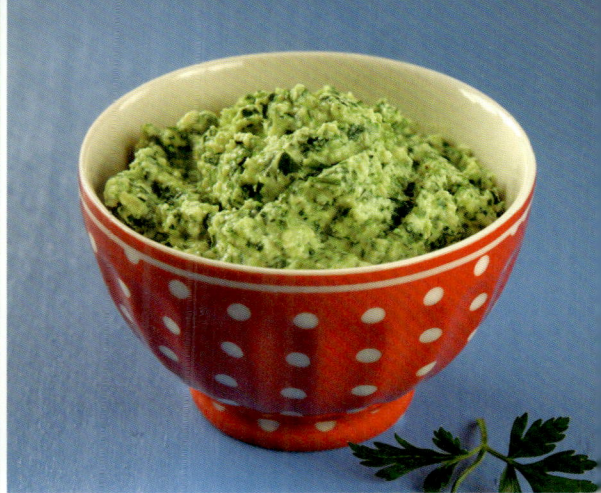

Avocado-Aufstrich

1 reife Avocado (200 g) | 1 EL Zitronensaft |
2 EL Bruschetta-Aufstrich Tomate (aus dem
Glas) | Salz | Pfeffer | Tabasco

Für ca. 8 Portionen | 🕙 5 Min. Zubereitung
Pro Portion (25 g) 55 kcal, 1 g EW, 6 g F, 1 g KH

1   Avocado halbieren, den Kern entfernen.
Avocado schälen, in einer Schüssel sofort
mit dem Zitronensaft beträufeln. Das Fruchtfleisch mit einer Gabel zerdrücken. Den
Bruschetta-Aufstrich unterrühren. Die
Creme mit Salz, Pfeffer und Tabasco abschmecken.

2   Creme in ein Schraubglas füllen und mit
einer dünnen Schicht Olivenöl bedecken. So
hält sie sich im Kühlschrank ca. 2 Tage.

SERVIER-TIPP: Pro Person 3 Scheiben getoastetes
Sandwichbrot mit je 1 Salatblatt und 4 Tomatenscheiben belegen, 1 gehäuften EL Aufstrich daraufstreichen, je 3 unbestrichene Toasts auflegen. Dazu
1 Glas (250 ml) Apfelsaft. Ergibt 8 SiS-Punkte.

Petersilien-Tofu-Creme

200 g Tofu | 2 Bund Petersilie | 1 Knob-
lauchzehe | 3 EL Olivenöl | 2 EL Essig |
Salz | Pfeffer

Für ca. 6 Portionen | 🕙 10 Min. Zubereitung
Pro Portion (50 g) 150 kcal, 6 g EW, 12 g F, 5 g KH

1   Tofu in große Stücke schneiden. Petersilie
waschen, trocken schütteln und grob hacken.
Den Knoblauch schälen und grob würfeln.

2   Tofu, Petersilie und Knoblauch mit Olivenöl und Essig in ein hohes Gefäß geben; mit
dem Pürierstab feincremig pürieren. Mit Salz
und Pfeffer abschmecken. Der Aufstrich hält
sich luftdicht verschlossen im Kühlschrank
ca. 5 Tage.

SERVIER-TIPP Dieser Aufstrich wird zu einem le-
ckeren Frühstück mit 8 SiS-Punkten, wenn Sie zwei
Portionen davon auf 3 Scheiben Bauernbrot streichen und dazu 1/4 Salatgurke und 2 Tomaten essen.

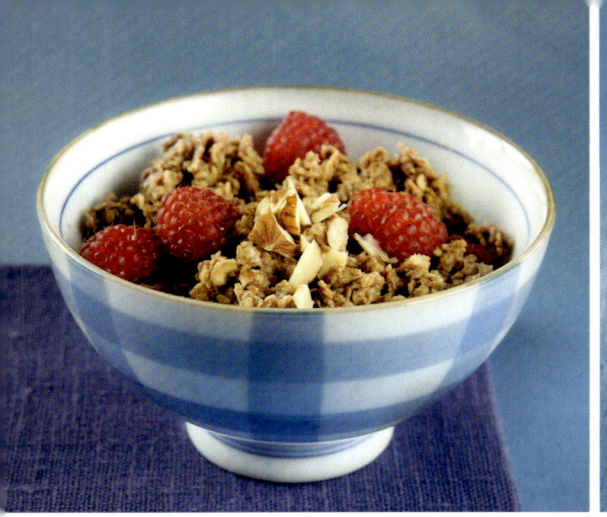
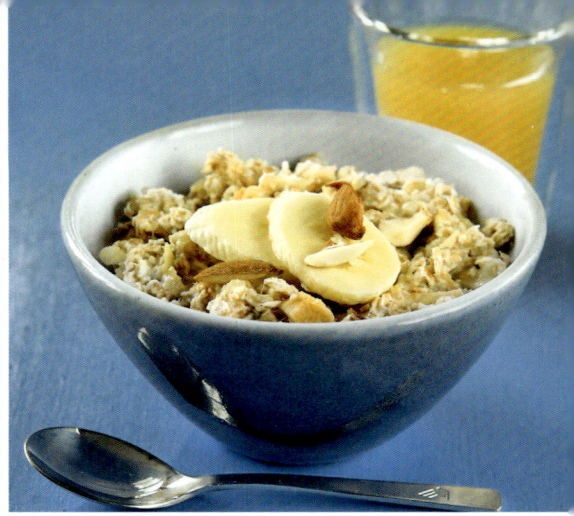

• • • • • • • •
Haferbrei mit Beeren

300 ml Sojadrink | 2 TL Vanillezucker |
150 g blütenzarte Haferflocken |
1 TL Kakaopulver | 100 g TK-Himbeeren |
1 TL gehackte Haselnüsse

Für 1 Person | ⏲ 10 Min. Zubereitung
Pro Portion 775 kcal, 34 g EW, 22 g F, 108 g KH

1 Den Sojadrink mit dem Vanillezucker in
einen Topf geben und bei mittlerer Hitze
aufkochen lassen. Die Haferflocken einrühren und den Topf vom Herd nehmen.

2 Kakaopulver und die gefrorenen Himbeeren unterrühren und den Haferbrei noch
5 Min. zugedeckt ausquellen lassen, bis die
Himbeeren aufgetaut sind. Mit gehackten
Haselnüssen bestreut servieren.

GETRÄNKETIPP: 1 Glas Saft (250 ml; Achtung, hier
stecken nochmals **2 SiS-Punkte** drin!) oder Tee

• • • • • • • •
Nuss-Müsli

Für den Vorrat: 40 g Walnüsse |
50 g Pinienkerne | 160 g getrocknete
Apfelringe | 500 g Dinkelflocken |
150 g Haferkleie | 45 g gehackte Hasel-
nüsse | 45 g gehackte Mandeln |
2 TL Zimtpulver | 50 g Kokosflocken

Zum Servieren pro Portion: 1 Banane |
3 EL Kokosmilch | 200 ml Ananassaft

Für 10 Portionen | ⏲ 10 Min. Zubereitung
Pro Portion (104 g Müsli) 400 kcal, 11 g EW,
17 g F, 50 g KH

1 Für den Vorrat die Walnüsse und Pinienkerne grob hacken und die Apfelringe in
kleine Stücke schneiden. Zusammen mit
den übrigen Zutaten gründlich mischen.

2 Zum Servieren die Banane schälen und in
einer Schüssel mit einer Gabel zerdrücken.
Die Kokosmilch mit 100 ml Wasser verrühren
und mit 1 Portion Müsli zur Banane geben.
Den Ananassaft dazu trinken.

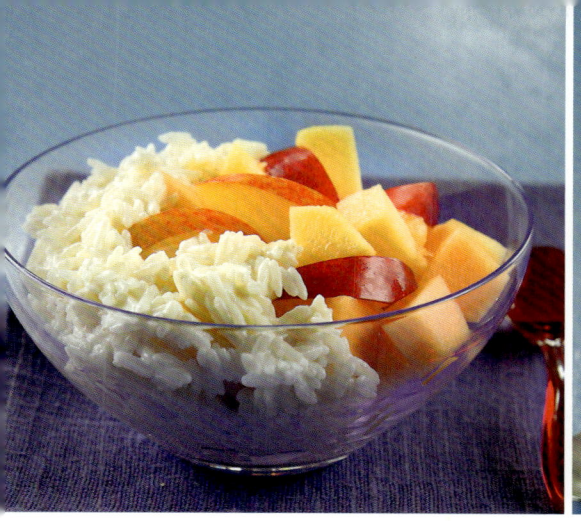
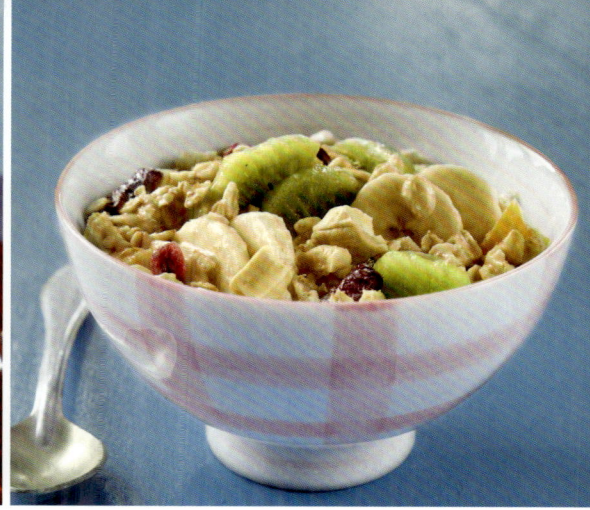

● ● ● ● ● ● ● ●

Süßer Reis-Obst-Salat

150 g vorgegarter Reis für die Mikrowelle (ersatzweise 10-Minuten-Reis im Kochbeutel) | 250 g gemischte Früchte (z. B. Pfirsiche, Aprikosen, Melonen) | 200 g Sojajoghurt Vanille

Für 1 Person | ⏲ 10 Min. Zubereitung
Pro Portion 515 kcal, 14 g EW, 7 g F, 95 g KH

1   Den Reis nach Packungsangabe in der Mikrowelle oder in einem Topf garen. Dann in eine Schüssel geben und mit einer Gabel auflockern.

2   Die Früchte nach Bedarf waschen, schälen, entsteinen oder entkernen und in mundgerechte Stücke schneiden. Reis, Früchte und Sojajoghurt miteinander vermischen.

TIPP: Wer morgens wenig Zeit hat, greift einfach zur Obstmischung aus dem Tiefkühlfach. In der Mikrowelle auftauen und unter den Salat mischen.

● ● ● ● ● ● ● ●

SiS-Bircher

6 EL kernige Haferflocken (ca. 45 g) | 125 ml Orangensaft | 20 g getrocknete Aprikosen | 15 g getrocknete Cranberrys (ersatzweise Rosinen) | 3 EL geschlagene Sahne | 10 gehackte Cashewkerne | 1 mittelgroße Banane | 1 Kiwi

Für 1 Person | ⏲ 15 Min. Zubereitung | 12 Std. einweichen
Pro Portion 650 kcal, 12 g EW, 22 g F, 103 g KH

1   Die Haferflocken über Nacht im Orangensaft einweichen oder die Haferflocken im erwärmten Saft 20 Min. ziehen lassen. Die Aprikosen in kleine Stücke schneiden und mit den Cranberrys, der Sahne und den Cashewkernen zu den Haferflocken geben und unterrühren.

2   Zum Servieren die Banane schälen, in Scheiben schneiden oder mit einer Gabel zerdrücken. Die Kiwi schälen, längs halbieren, dann quer in Scheiben schneiden. Zum Bircher-Müsli geben und servieren.

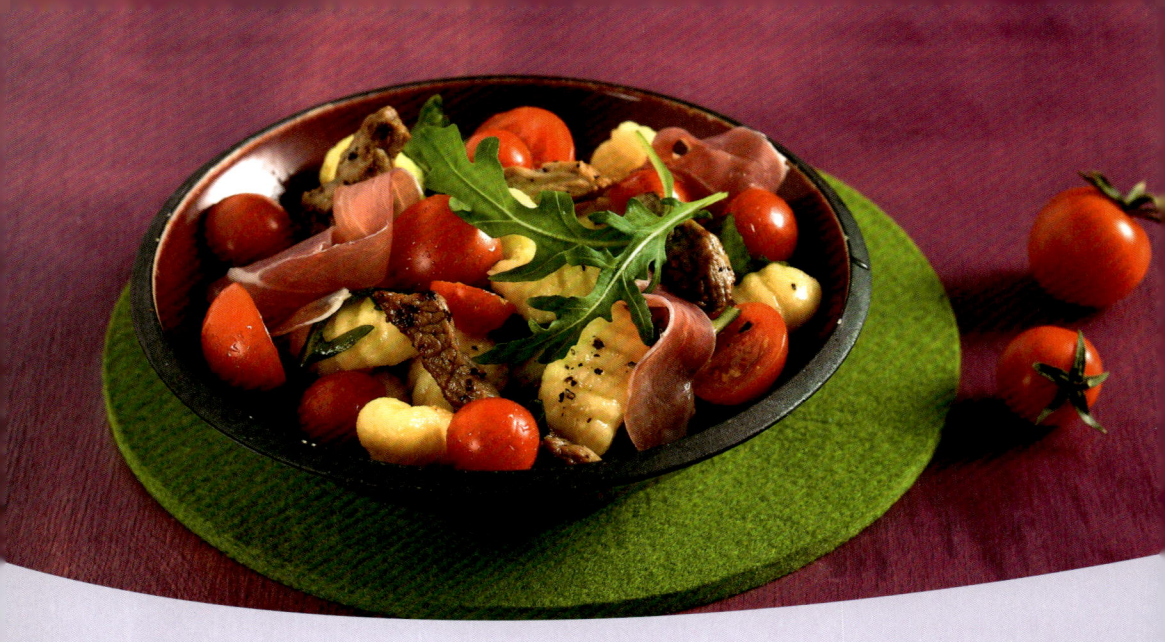

Mittags: Lassen Sie es sich schmecken

Nach Ihrem üppigen Frühstück sind die fünf Stunden Essenspause ein Klacks. Da unser Körper vom Biorhythmus her auf Aktivität eingestellt ist und morgens in aller Regel gut zu tun ist, vergeht die Pause schneller, als Sie denken. Da Sie zudem gut mit Kohlenhydraten versorgt sind, waren Sie höchst leistungsfähig und konnten konzentriert arbeiten. Jetzt aber benötigt Ihr Körper Nachschub. Es ist Zeit für die zweite Hauptmahlzeit des Tages: das Mittagessen. Auch jetzt stehen Kohlenhydrate auf dem Programm, um Ihrem Gehirn und Ihren Muskeln weiter Futter zu geben. Denn wer tagsüber aktiv ist, regt den Energieverbrauch der Muskeln an. Die Zellkraftwerke (Mitochondrien) verbrennen nun

alte Überladungen von Zucker und Fett. Hierdurch wird die Zelle wieder empfindlich für das Insulin (»Schlüssel-Schloss-Prinzip«) und kann viel besser die Nährstoffe der Mischkost (Fett, Eiweiß und Zucker) aufnehmen, um diese zu verwerten und zu verbrennen.

Zu den Kohlenhydraten kombiniert werden kann jetzt tierisches Eiweiß. Und: Auch Süßes ist erlaubt! Das Zeitfenster für diese Mischkostmahlzeit liegt zwischen 11 und 16 Uhr. Wenn Sie Ihren Abnehmerfolg beschleunigen möchten oder falls Sie am Vortag »gesündigt« haben sollten, können Sie jetzt auch die Kohlenhydrate weglassen und eine reine Eiweißmahlzeit zu sich nehmen. Diese Ernährungsweise empfiehlt sich übrigens auch für den

Nomaden-Typ, der im Gegensatz zum Acker-bauern Kohlenhydrate nicht so gut verstoff-wechselt und deshalb mit Eiweiß-Trennkost auch zur Mittagszeit besser abnimmt.

Auf Ihren BMI kommt es an

Wie beim Frühstück entscheidet Ihr BMI über die Menge an Kohlenhydraten, die Sie sich mittags gönnen dürfen. Unsere Rezepte für mittags sind auf einen Kohlenhydratbedarf von 100 Gramm pro Portion ausgerichtet und enthalten 600 bis 700 Kilokalorien. Alle Rezepte sind mit SiS-Punkten versehen. Sollten Sie mehr oder weniger Kohlenhydrate benö-tigen, ändern Sie einfach entsprechend die

Zutatenmenge: Dazu teilen Sie die im Rezept angegebene Menge der Kohlenhydrate-Zuta-ten durch vier. Bei einem BMI, der mit weni-ger als 100 Gramm Kohlenhydrate besser ab-nimmt, ziehen Sie das Viertel ab. Liegt der BMI höher, geben Sie es dazu.

Süßes erlaubt!

Zum Nachtisch darf es mittags auch ein fei-nes, leichtes Dessert sein. Achten Sie dabei nur auf die SiS-Punkte bei unseren Rezepten, so-dass Sie zusammen mit der Hauptmahlzeit im Rahmen Ihrer Kohlenhydratmenge bleiben. Klar, dass zu fetthaltige Nachspeisen die Kalo-rienbilanz nach oben treiben. Deshalb, gerade wenn Sie unterwegs zu Mittag essen, greifen Sie Ihrem Gewicht zuliebe statt zur Schwarz-wälder Kirschtorte lieber zum Obstkuchen. Eilige können auch gerne 4 bis 6 Kekse, 2 Ku-geln Eis oder 5 Gramm Schokolade verzehren.

Das Eichhörnchen-Prinzip

Alle Rezepte für Mittagsmahlzeiten sind mit wenig Fett zubereitet und schnell und einfach vorzubereiten. Von Ihren Lieblingsgerichten können Sie die Zutatenmenge auch verdop-peln oder verdreifachen: Packen Sie die Mahl-zeiten anschließend portionsweise in ver-schließbare Plastikschüsseln und bewahren Sie sie im Kühlschrank/Gefrierfach auf. So müssen Sie sich zwei bis drei Tage nicht ums Kochen kümmern und haben immer etwas zum Mitnehmen parat. Falls Sie in der Arbeit keine Möglichkeit haben, Essen aufzuwärmen, haben wir Ihnen auch Rezepte für leckere Sandwiches zusammengestellt. Die können Sie sich am Abend vorher zubereiten. Auf den Rezeptseiten finden Sie Beispiele für Mittag-essen mit Mischkost. Wollen Sie mittags auf Kohlenhydrate verzichten, blättern Sie einfach weiter zu den Abendrezepten und suchen Sie sich hier etwas Schönes aus.

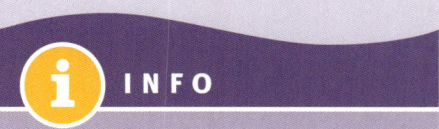

INFO

Insulin-Score

Der Insulin-Score misst die Insulin-Reaktion nach Genuss eines bestimmten Lebensmit-tels oder einer Nahrungsmittelkombination (s. auch Grafik S. 8). Während morgens und abends alle Nahrungsmittel vermieden wer-den, die eine hohe Insulin-Antwort zur Folge haben, sind diese mittags erlaubt. Denn dann kommt der Körper gut mit dem Insulin-anstieg zurecht.

Die Ernährungswissenschaft empfiehlt da-gegen weiter Mischkost für alle Tagesmahl-zeiten für alle Ernährungstypen (Kohlenhy-drate, Eiweiß, Fett). Gemessen werden nur Kilokalorien und Blutzucker. Nicht berück-sichtigt wird, wie viel Insulin für bestimmte Lebensmittel ausgeschüttet wird, das dafür sorgt, dass Fett gespeichert wird.

Mittagessen unterwegs

Wenn Sie beruflich viel unterwegs sind, haben Sie abends wahrscheinlich eher selten die Muße oder noch die Lust, sich um die Planung und Zubereitung Ihrer SiS-Mahlzeiten zu kümmern. In diesem Fall heißt es einfach, im Restaurant, an der Imbissbude oder in der Kantine geschickt auszusuchen und vor allem Fettfallen zu vermeiden.

Ein Problem, das sich beim Unterwegsessen häufig stellt, sind die Portionsgrößen. Es ist ein Phänomen unserer Zeit, dass viele Fertiggerichte nicht nur zu fett oder zu süß sind, sondern auch zu üppig bemessen. Dabei geht Quantität oft einher mit einem Mangel an Qualität, besonders bei fettigen und gezuckerten (!) Fleischprodukten. Tatsächlich haben die Portionsgrößen von Gerichten in Restaurants, Kantinen und im Lebensmittelhandel zugenommen. Das hat zur Folge, dass man in aller Regel weit mehr isst, als man braucht.

Nehmen Sie sich Zeit!

Eile und Essen passen nicht zusammen, auch für die Beschäftigsten unter uns. Das bekommt weder dem Körper noch den Nerven.

Essen hat viel mit Lebensqualität, mit Entspannung und Genuss zu tun. Beides kann nicht entstehen, wenn Sie hektisch im Stehen oder Gehen einen Happen verzehren, beim Essen ständig auf die Uhr sehen oder nebenher noch ein paar Akten studieren. Essen im Stress macht nicht satt. Sie entwickeln garantiert Heißhungerattacken und das nur kurze Zeit nach dem Essen. Und nicht zuletzt bleibt Ihr Cortisolspiegel zu hoch, was dazu führt, dass die Kalorien garantiert auf den Hüften landen und nicht von den Muskeln verbraucht werden. Nehmen Sie sich deshalb Zeit zum Aussuchen und zum Essen, kauen Sie jeden Bissen gut und gründlich durch und freuen Sie sich über eine genussvolle Auszeit.

Richtig aussuchen

Lernen Sie, schon beim Lesen der Speisekarte Gutes von weniger Gutem zu unterscheiden. Sie wissen, dass Sie auf die Portionsgröße achten sollten, um hinsichtlich der Kalorien und Kohlenhydrate auf der richtigen Seite zu sein. Wenn die Kohlenhydrate schon auf den ersten Blick zu wenig sind, bestellen Sie diese doppelt oder ergänzen sie mit Brot, Obst, Kuchen etc. Wichtig ist auch, die Fette beim Bestellen

---

 Geeignete Lebensmittel für das Mittagessen

Kohlenhydrate für mittags	Eiweiß für mittags
Stärkehaltige Getreideprodukte (Brot, Gebäck, Getreidesorten, Grieß, Reis und Nudeln) & Kartoffeln	Milch, Sauermilchprodukte und Quark, Käse
Gemüse (auch frische Hülsenfrüchte wie Erbsen und Bohnen, Salate und Pilze), Obst und Obstprodukte	Geflügel, Fleisch, Fisch, Eier und Hülsenfrüchte

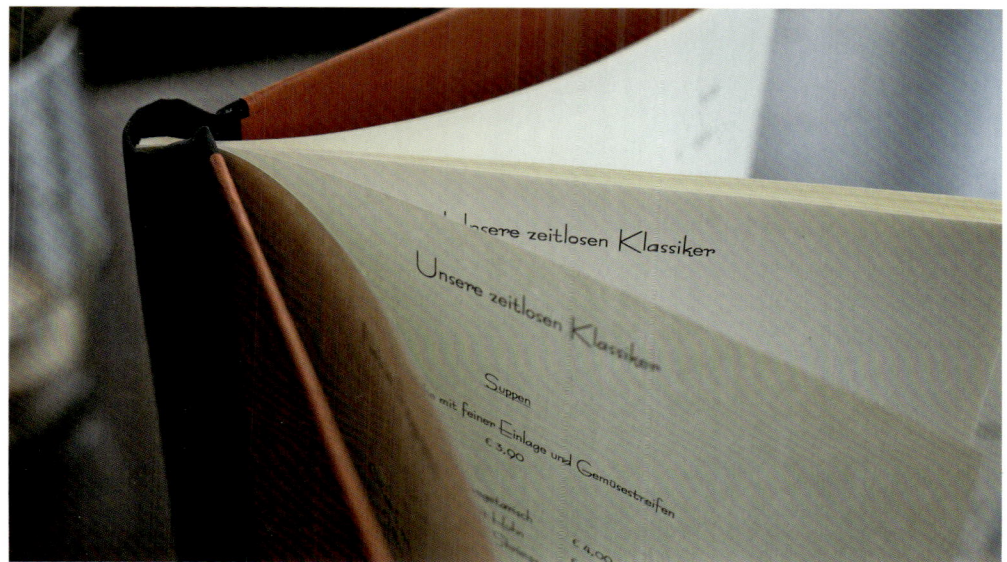

im Auge zu behalten. In Käse (zum Überbacken), vielen Dressings und Sahnesaucen stecken Kalorien satt, und auch Bratwurst- und Big-Mac-Liebhaber sollten es mittags bei einer Portion pro Mahlzeit belassen. Auch für das Dessert gilt: Weniger Fett ist mehr. Lieber zu Obst oder einer fettarmen Joghurt- oder Quarkspeise greifen als zur Sahneeiscreme.

Richtig bestellen

Hinsichtlich der Nährstoffzusammenstellung gilt die mediterrane und auch die asiatische Küche als optimal. Die italienische, französische, spanische, griechische oder türkische Küche bietet eine Vielzahl an Köstlichkeiten, die Sie sich mittags schmecken lassen können. Das Gleiche gilt für die japanische, chinesische, thailändische oder vietnamesische Küche. Wenn Sie Mischkost essen, können Sie sich aussuchen, was Ihnen beliebt. Bei großem Hunger bestellen Sie sich Gemüsevorspeisen, Salat oder eine klare Vorsuppe. Davon können Sie so viel essen, wie Sie möchten, sofern Sie

keine fetten Saucen oder Dressings dazu verzehren. Sollten Sie rascher abnehmen wollen, bestellen Sie sich mittags Fisch oder Fleisch mit Gemüse oder Salat oder ein Eiergericht und verzichten Sie auf stärkehaltige Beilagen in Form von Kartoffeln, Nudeln oder Reis. So brauchen Sie sich auch keine Gedanken darüber zu machen, ob Sie zu viele Kohlenhydrate auf dem Teller haben.

Was dazu trinken?

Alle kalorienfreien Getränke wie Wasser oder Tee (zu asiatischen Gerichten) gehen ohne Weiteres in Ordnung. Säfte und Saftschorlen sind grundsätzlich erlaubt, sie erhöhen nebenbei die Kohlenhydratebilanz. Zu Mischkost-Gerichten gehen sie in Ordnung, bei reinen Eiweiß-Gerichten sollten Sie lieber ein Wasser dazu trinken oder Light-Getränke. Dasselbe wie für Säfte und Schorlen gilt für Weinschorle oder alkoholfreies Bier. Wenn, dann nur in Maßen bis maximal 0,5 Liter und sofern es den Genuss erhöht.

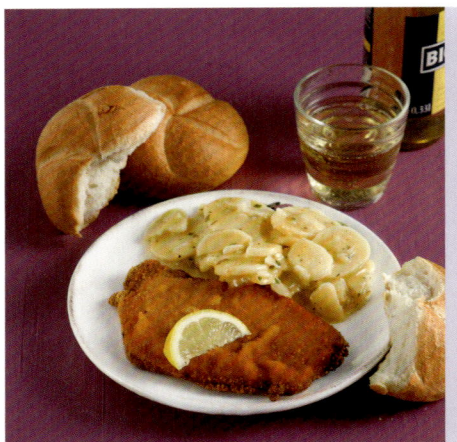

Schnitzel mit Kartoffelsalat

1 paniertes Schnitzel (100 g)
+ 200 g Kartoffelsalat (aus dem Kühlregal; Essig-und-Öl-Dressing,
   z. B. Homann)
+ 2 Weizenbrötchen
+ 200 ml Bionade

● ● ● ● ● ● ● ●

30 g Fett

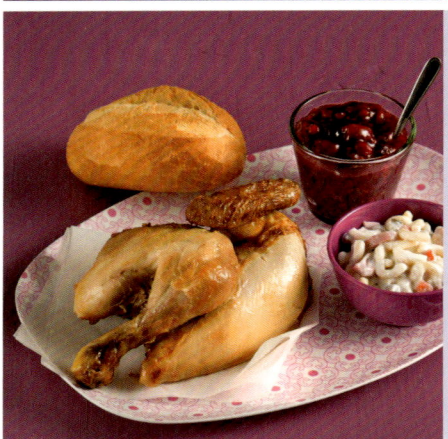

Grillhähnchen mit Nudelsalat

$1/2$ Hähnchen ohne Haut
+ 1 Baguettebrötchen
+ 100 g Nudelsalat (aus dem Kühlregal,
   z. B. Nadler)
+ 150 g Rote Grütze (aus dem Kühlregal, z. B. Dr. Oetker)

● ● ● ● ● ● ● ●

22 g Fett

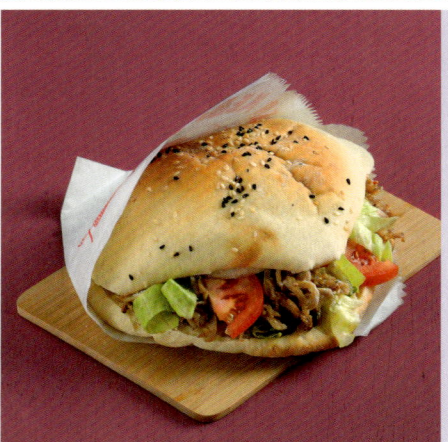

Döner Kebab

1 Döner Kebab im Fladenbrot

● ● ● ● ● ● ● ●

21 g Fett

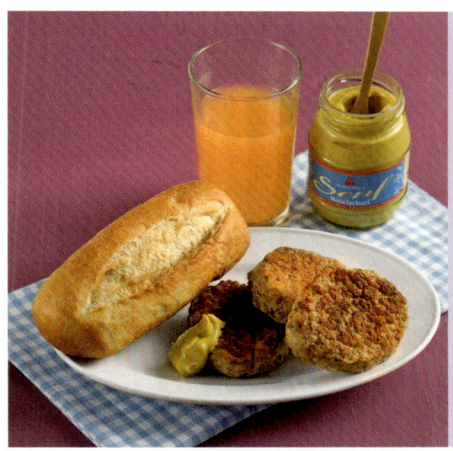

Baguette mit Frikadellen

200 g Frikadellen (aus dem Kühlregal)
+ 3 EL Senf + 1 Baguettebrötchen
+ 250 ml Apfelsaft

●●●●●●●●●

32 g Fett

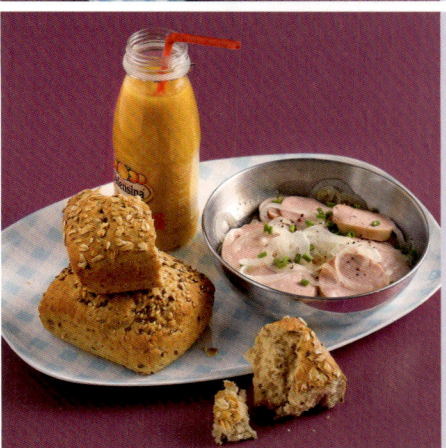

Wurstsalat

100 g Wurstsalat (vom Metzger)
+ 2 Brötchen + 1 Frucht-Smoothie
 (250 ml, aus dem Kühlregal,
 z. B. Chiquita)

●●●●●●●●●

25 g Fett

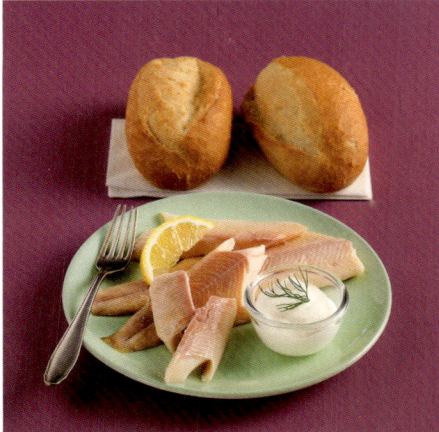

Räucherforelle mit Sahnemeerrettich

200 g Räucherforellenfilets
+ 2 Baguettebrötchen
+ 2 EL Sahnemeerrettich

●●●●●●●●

19 g Fett

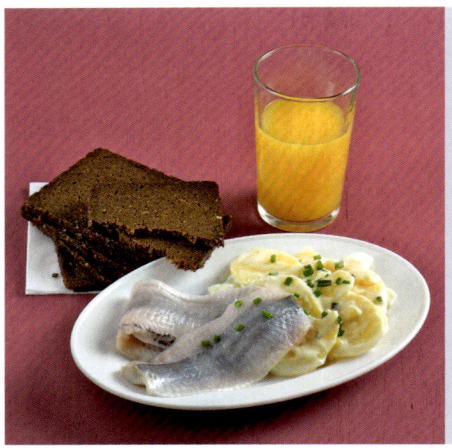

Matjes
mit Kartoffelsalat

1 Matjesfilet (80 g)

+ 200 g Kartoffelsalat (aus dem Kühlregal, z. B. Du darfst)

+ 5 Scheiben Pumpernickel

+ 250 ml Orangensaft

●●●●●●●●

29 g Fett

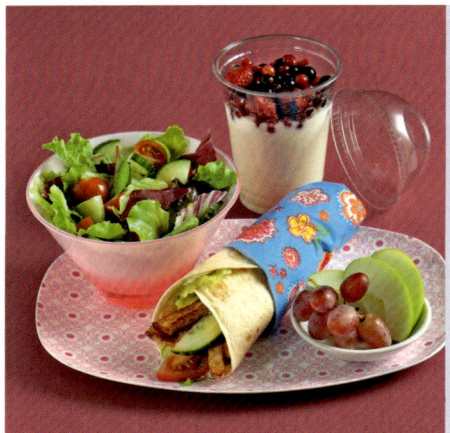

McDonalds-Menü

3 Gartensalate (mit Balsamico-
Dressing, McDonalds)

+ 1 Chicken-Wrap (McDonalds)

+ 1 Portion Fruit & Yoghurt (McDonalds)

+ 2 Portionen Fruchttüte (McDonalds)

●●●●●●●

22 g Fett

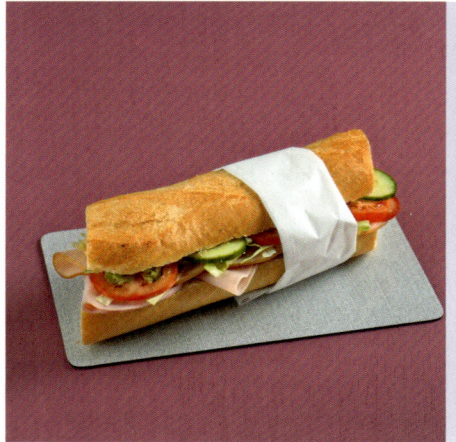

Großes Sandwich

1 großes Sandwich (z. B. Turkey & Ham
mit Honey Mustard Sauce und Frischkäse, Subway)

●●●●●●●

20 g Fett

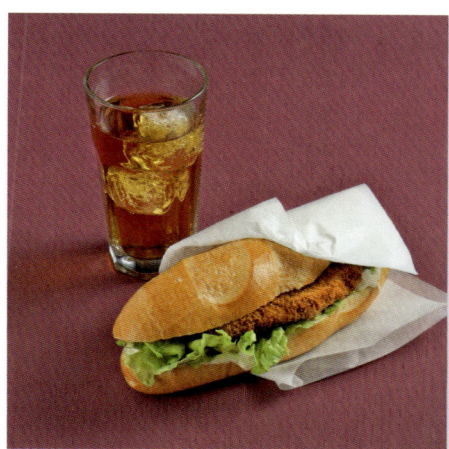

Fischbrötchen XXL

Fischbrötchen (z. B. Heißer Backfisch
XXL, Nordsee)
+ Eistee Pfirsich (500 ml, z. B. Nestea)

●●●●●●●●

24 g Fett

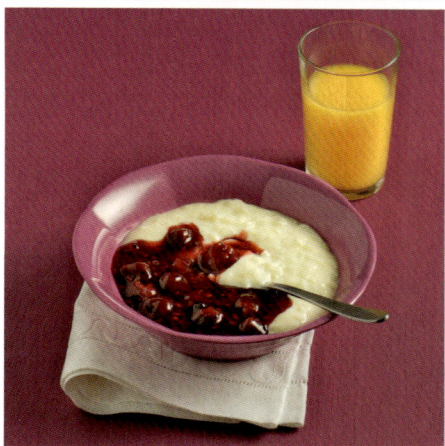

Milchreis
mit Roter Grütze

200 g Milchreis (aus dem Kühlregal,
z. B. Ravensberger, Milchreis pur)
+ 150 g Rote Grütze (aus dem Kühlregal, z. B. Dr. Oetker)
+ 200 ml Orangensaft

●●●●●●●●

5 g Fett

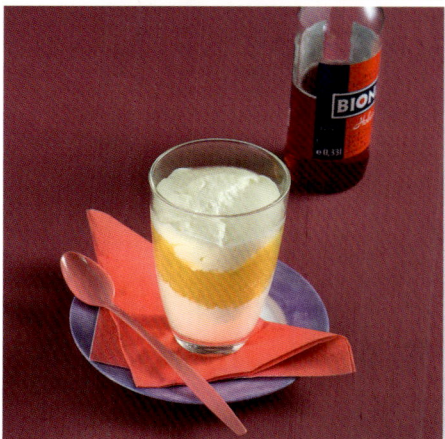

Grießbrei
mit Apfelmus

2 Becher Grießbrei (à 150 g, aus dem
Kühlregal, z. B. Landliebe)
+ 200 g Apfelmus (Fertigprodukt aus
dem Glas)
+ 1 Flasche Bionade (330 ml)

●●●●●●●●

23 g Fett

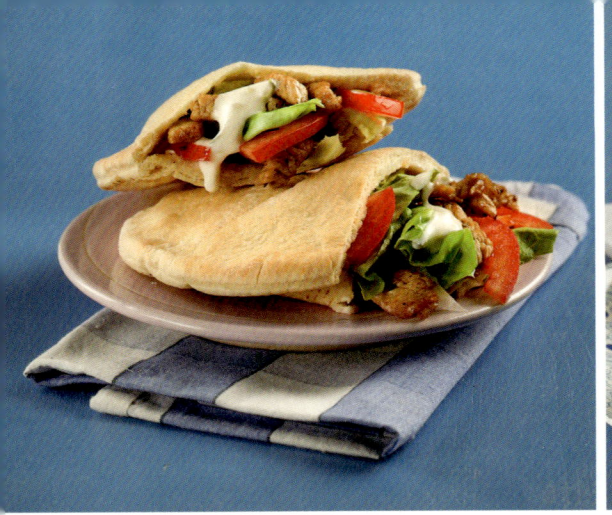
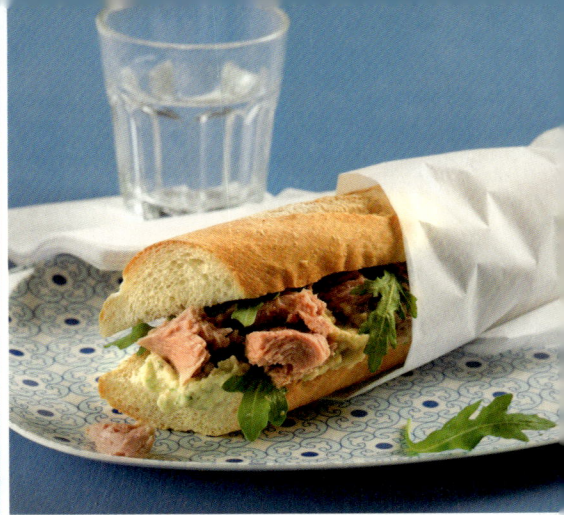

Gyros-Sandwich

250 g TK-Pfannengyros (Fertigprodukt) |
4 große Salatblätter (z. B. Novita) | 1 Toma-
te | 4 Pitabrote (ca. 350 g) | 100 g Zaziki
(Fertigprodukt aus dem Kühlregal oder Rezept S. 53)

Für 2 Personen | ⏲ 20 Min. Zubereitung
Pro Portion 705 kcal, 40 g EW, 18 g F, 98 g KH

1   Eine Pfanne ohne Fett erhitzen. Das Pfan-
nengyros unaufgetaut hineingeben und ca.
10–15 Min. nach Packungsangabe garen.
Inzwischen die Salatblätter putzen, waschen
und trocken schütteln. Die Tomate waschen,
abtrocknen, halbieren und den Stielansatz
herausschneiden. Das Fruchtfleisch in
dünne Scheiben schneiden.

2   Die Pitabrote nach Packungsangabe toasten, dann leicht öffnen und die Teigtaschen
mit je 1 Salatblatt und je einem Viertel der
Tomaten, des Gyros und des Zazikis füllen.
Sofort genießen.

Thunfisch-Sandwich

2 Frühlingszwiebeln | 200 g weiße Bohnen
(aus der Dose, abgetropft) | 1 EL Olivenöl |
Salz | Pfeffer | 2 TL gehackte TK-Petersilie |
1 Handvoll Rucola | 250 g Thunfisch im eige-
nen Saft (aus der Dose) | 350 g Baguette

Für 2 Personen | ⏲ 10 Min. Zubereitung
Pro Portion 686 kcal, 56 g EW, 6 g F, 100 g KH

1   Frühlingszwiebeln putzen, waschen und in
Ringe schneiden. Bohnen, Frühlingszwiebeln,
Öl, Salz, Pfeffer und Petersilie in einen Rührbecher geben, mit dem Pürierstab glatt pürieren und eventuell nochmals mit Salz und Pfeffer abschmecken.

2   Rucola waschen und gut trocken schütteln.
Thunfisch abtropfen lassen, mit einer Gabel
zerpflücken. Das Baguette quer teilen und
jedes Stück wie ein Brötchen aufschneiden.
Das Bohnenpüree auf die unteren Brothälften
streichen, Thunfisch und Rucola darauf verteilen und die oberen Brothälften auflegen.

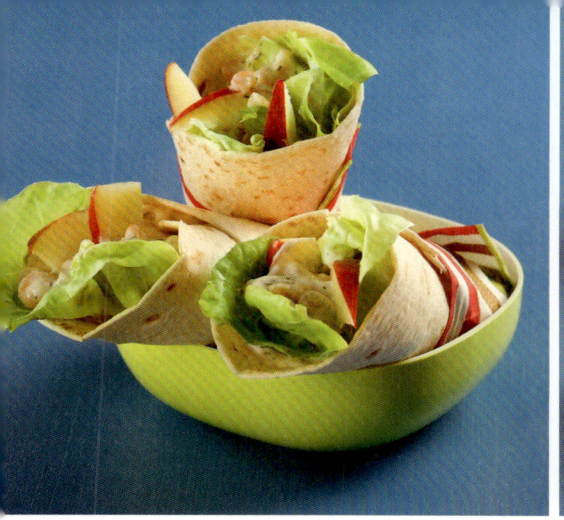

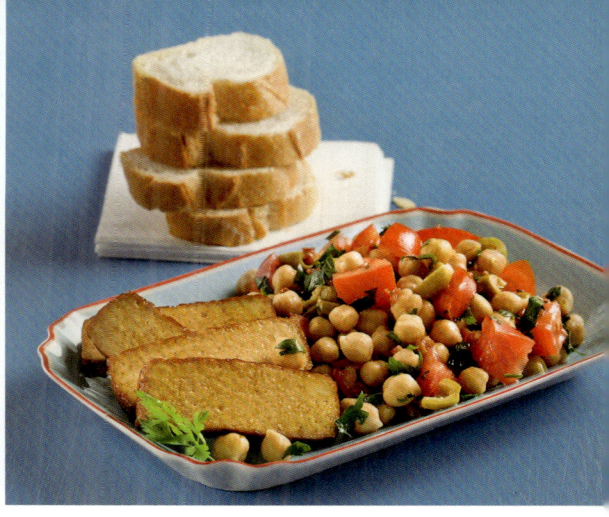

Wraps mit Krabben-salat und Apfel

6 Tortilla-Wraps (Fertigprodukt) | 12 große Salatblätter (z. B. Eisberg, Novita) | 1 ^{1}/$_2$ Äpfel (ca. 200 g) | 300 g fettreduzierter Krabbensalat (aus dem Kühlregal, z. B. Du darfst) | 800 ml Apfelschorle aus 400 ml Apfelsaft und 400 ml Wasser

Für 2 Personen | ⊕ 10 Min. Zubereitung
Pro Portion 757 kcal, 28 g EW, 25 g F, 105 g KH

1   Wraps nach Packungsangabe erwärmen. Salatblätter waschen, trocken schleudern und in ca. 1 cm breite Streifen schneiden. Äpfel waschen und ohne Kerngehäuse in dünne Spalten schneiden.

2   Je ein Sechstel der Salatstreifen, des Krabbensalats und der Apfelspalten in die Mitte jedes Wraps geben. An den Seiten und unten einen ca. 5 cm breiten Rand freilassen. Unteren Wraprand nach oben über die Füllung klappen, den Wrap von einer Seite her aufrollen. Apfelschorle dazu servieren.

Kichererbsensalat

2 Dosen Kichererbsen (à 240 g Abtropf-gewicht) | ^{1}/$_2$ rote Chilischote | 40 g getrocknete Tomaten | 4 Tomaten | 1 Bund Petersilie | 40 g grüne Oliven (ohne Stein) | 200 g Räuchertofu | 4 TL Öl | 2 EL Essig | 1 TL gemahlener Kümmel | Salz | Pfeffer | 1 Baguette (ca. 200 g)

Für 2 Personen | ⊕ 15 Min. Zubereitung
Pro Portion 755 kcal, 37 g EW, 23 g F, 101 g KH

1   Die Kichererbsen abtropfen lassen. Die Chilischote waschen, halbieren und entkernen und mit den getrockneten Tomaten fein würfeln. Frische Tomaten waschen, halbieren und ohne Stielansatz grob würfeln. Petersilie waschen, trocken schütteln und mit den Oliven grob hacken. Alles mischen.

2   Den Tofu in Scheiben schneiden und in 1 TL Öl in einer Pfanne anbraten. Das übrige Öl mit Essig, Kümmel, Salz und Pfeffer verrühren und mit dem Salat vermischen. Mit Baguette servieren.

●●●●●●●

Salat mit Tintenfischringen

300 g TK-Tintenfischringe im Backteig | 1 kleine Dose Mais (140 g Abtropfgewicht) | 150 g Blattsalatmischung (aus der Salattheke) | 50 ml Gemüsebrühe | 1 TL Senf | 2 EL Aceto balsamico | 2 EL Olivenöl | Salz | Pfeffer | 2 Baguettebrötchen | 400 ml Orangenlimonade

Für 2 Personen | ⊚ 10 Min. Zubereitung | 15 Min. backen
Pro Portion 760 kcal, 24 g EW, 27 g F, 101 g KH

1   Den Backofen auf 220° (Umluft 200°) vorheizen. Die Tintenfischringe unaufgetaut auf einem mit Backpapier ausgelegten Backblech verteilen und nach Packungsangabe im heißen Ofen (Mitte) ca. 15 Min. backen, bis sie goldbraun und knusprig sind.

2   Inzwischen den Mais abtropfen lassen und mit dem Blattsalat in einer Salatschüssel mischen. Gemüsebrühe mit Senf, Essig, Olivenöl, Salz und Pfeffer verrühren und zur Salatmischung geben. Salat und Dressing gut miteinander mischen.

3   Den Salat auf zwei Teller verteilen und die fertigen Tintenfischringe darauf anrichten. Pro Person 1 Baguettebrötchen und 200 ml Orangenlimonade dazu servieren.

TIPP: Wer beim Frühstück schon an Fett gespart hat, darf die Tintenfischringe gerne zusätzlich in etwas Remoulade (aus dem Glas) dippen. Remoulade enthält pro Esslöffel (15 g) ca. 9 g Fett.

●●●●●●●

Avocado-Reissalat mit Putenbrust

200 g Reis | Salz | je 1 rote und gelbe Paprikaschote (300 g) | 1 kleine Salatgurke (150 g) | 1 kleine Avocado (150 g) | 100 g Putenbrustscheiben (aus dem Kühlregal) | 150 g TK-Erbsen | 1 TL Öl | 3 TL Zitronensaft | 2 EL Essig | 2 EL Sojasauce | 1 TL Zucker | Pfeffer

Für 2 Personen | ⊚ 25 Min. Zubereitung
Pro Portion 705 kcal, 26 g EW, 22 g F, 100 g KH

1   Den Reis nach Packungsangabe in reichlich Salzwasser gar kochen. Inzwischen Paprikaschoten und Gurke waschen und putzen. Alles in kleine Würfel schneiden. Die Avocado schälen, halbieren und den Kern entfernen. Das Fruchtfleisch mit 1 EL Zitronensaft beträufeln. Avocado und Putenbrust in feine Streifen schneiden.

2   Den gegarten Reis mit Paprika, Gurke, Avocado und Putenstreifen mischen. Die Erbsen kurz in kochendem Wasser blanchieren, abgießen und kalt abschrecken und unter die Reismischung geben.

3   Das Öl mit Zitronensaft, Essig, Sojasauce, Zucker, Salz und Pfeffer zu einem Dressing verquirlen und über den Salat geben, gut untermischen. Nochmals mit Salz und Pfeffer abschmecken und nach Belieben etwas durchziehen lassen.

TIPP: Wenn Sie mehr Zeit haben, nehmen Sie 125 g Rindfleischstreifen (z. B. mageres Rouladenfleisch) statt Putenbruststreifen. In wenig Fett in einer Pfanne anbraten und unter den Reissalat mischen.

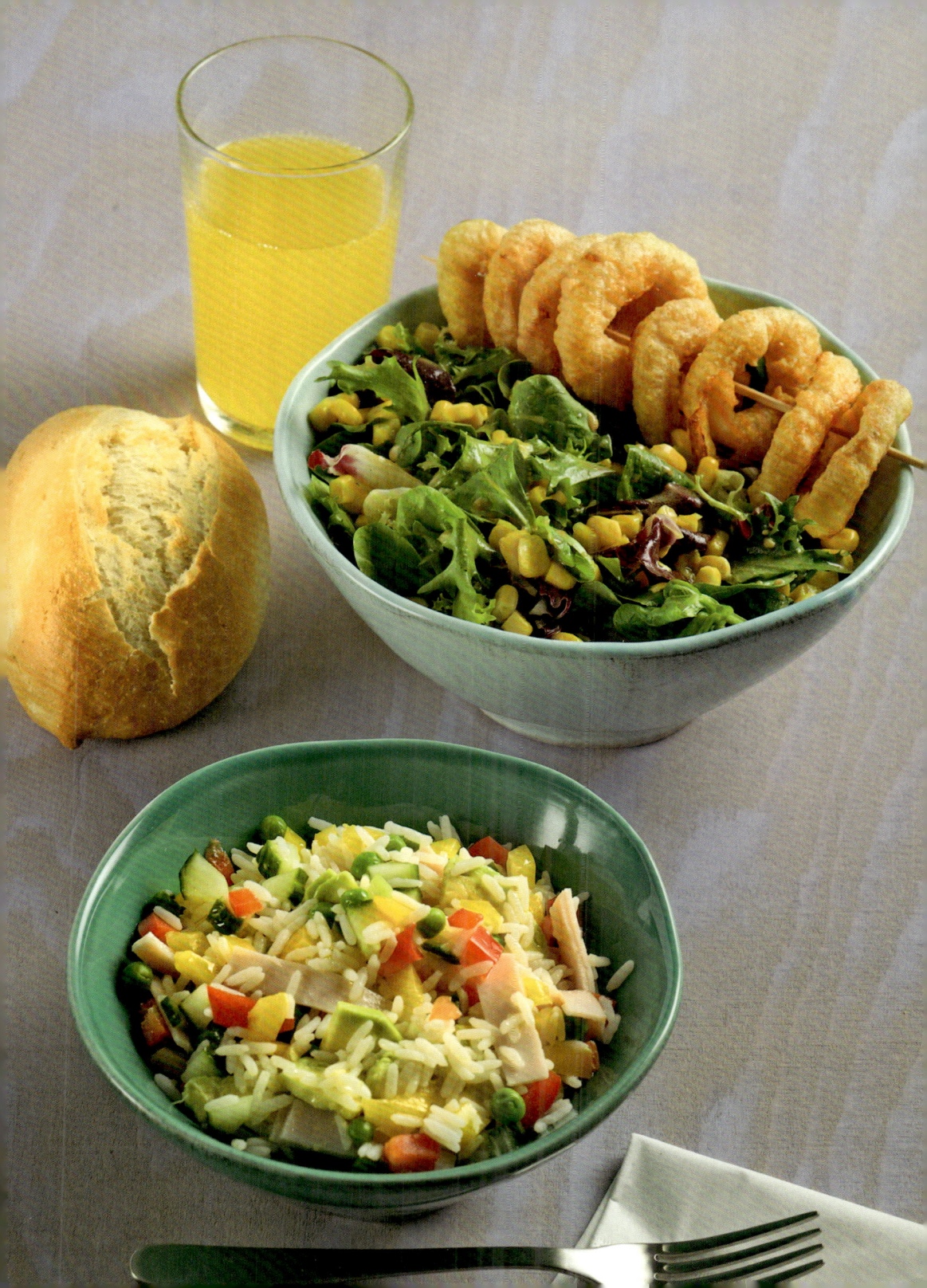

●●●●●●●●

Calzone

1 Packung Pizzateig (z. B. Rewe, 400 g; aus dem Kühlregal) | 2 Scheiben gekochter Schinken (ca. 100 g) | 70 g eingelegte Peperoni | 100 g Mais (aus der Dose) | 200 g stückige Tomaten (aus der Dose) | 60 g geriebener Käse | 1 TL Öl

Für 2 Personen | ⏱ 10 Min. Zubereitung | 25 Min. backen
Pro Portion 785 kcal, 39 g EW, 23 g F, 104 g KH

1   Den fertigen Pizzateig mitsamt dem Backpapier entrollen, quer in zwei Rechtecke schneiden und diese zu Quadraten ausrollen. Den Schinken in Streifen schneiden und die Peperoni und den Mais abtropfen lassen.

2   Den Backofen auf 200° vorheizen. Die Pizzatomaten auf jeweils eine Hälfte der beiden Teigquadrate geben. Schinkenstreifen, Peperoni, Mais und den geriebenen Käse darauf verteilen.

3   Die freien Teigseiten der Quadrate über die belegten Hälften zu Dreiecken zusammenklappen, die Ränder gut festdrücken. Die Taschen mit dem Öl bestreichen. Auf ein mit Backpapier belegtes Backblech legen und im Backofen bei 200° (Mitte, Umluft 180°) ca. 20–25 Min. backen.

VARIANTE: Der Pizzateig aus dem Kühlregal lässt sich selbstverständlich auch als ganz klassische Pizza zubereiten, z. B. mit Tomatensauce, gemischtem Gemüse, Salami und geriebenem Käse oder auch mit Tomatensauce, Thunfisch aus der Dose und Mozzarella light.

●●●●●●●●

Schneller Flammkuchen

2 Packungen Strudelteig (8 Blätter; 240 g; aus dem Kühlregal) | 2 EL Pflanzenmargarine | 4 EL fettreduzierte Crème fraîche | 2 Stangen Lauch (600 g) | 200 g gewürfelter Kochschinken (aus dem Kühlregal) | Salz | Pfeffer | 1 l Apfelschorle aus 500 ml Apfelsaft und 500 ml Wasser

Für 2 Personen | ⏱ 20 Min. Zubereitung | pro Blech 20 Min. backen
Pro Portion 665 kcal, 39 g EW, 20 g F, 106 g KH

1   Backofen auf 200° vorheizen. Den Strudelteig entrollen. Die Margarine schmelzen. Je eine Teigplatte auf zwei mit Backpapier belegte Backbleche legen und mit etwas Margarine bestreichen.

2   Jeweils die zweite Teigplatte darauflegen, erneut einfetten, die dritte Teigplatte darauflegen, einfetten und mit der jeweils vierten Teigplatte abschließen. Ränder nach innen klappen, falls sie über das Blech hinausragen. Teigböden mit Crème fraîche bestreichen, dabei den umgeklappten Rand freilassen.

3   Lauch putzen, waschen, längs halbieren und in dünne Halbringe schneiden. Lauchringe und Schinken auf die Teigböden streuen. Die Teigränder mit etwas Wasser bestreichen. Die Flammkuchen salzen und pfeffern und nacheinander im heißen Backofen (Mitte, Umluft 180°) ca. 20 Min. backen, bis die Teigränder goldbraun sind. Mit der Apfelschorle servieren.

VARIANTE: Sie können die Flammkuchen statt mit Lauch und Schinken ganz klassisch mit Speck und Zwiebelringen belegen.

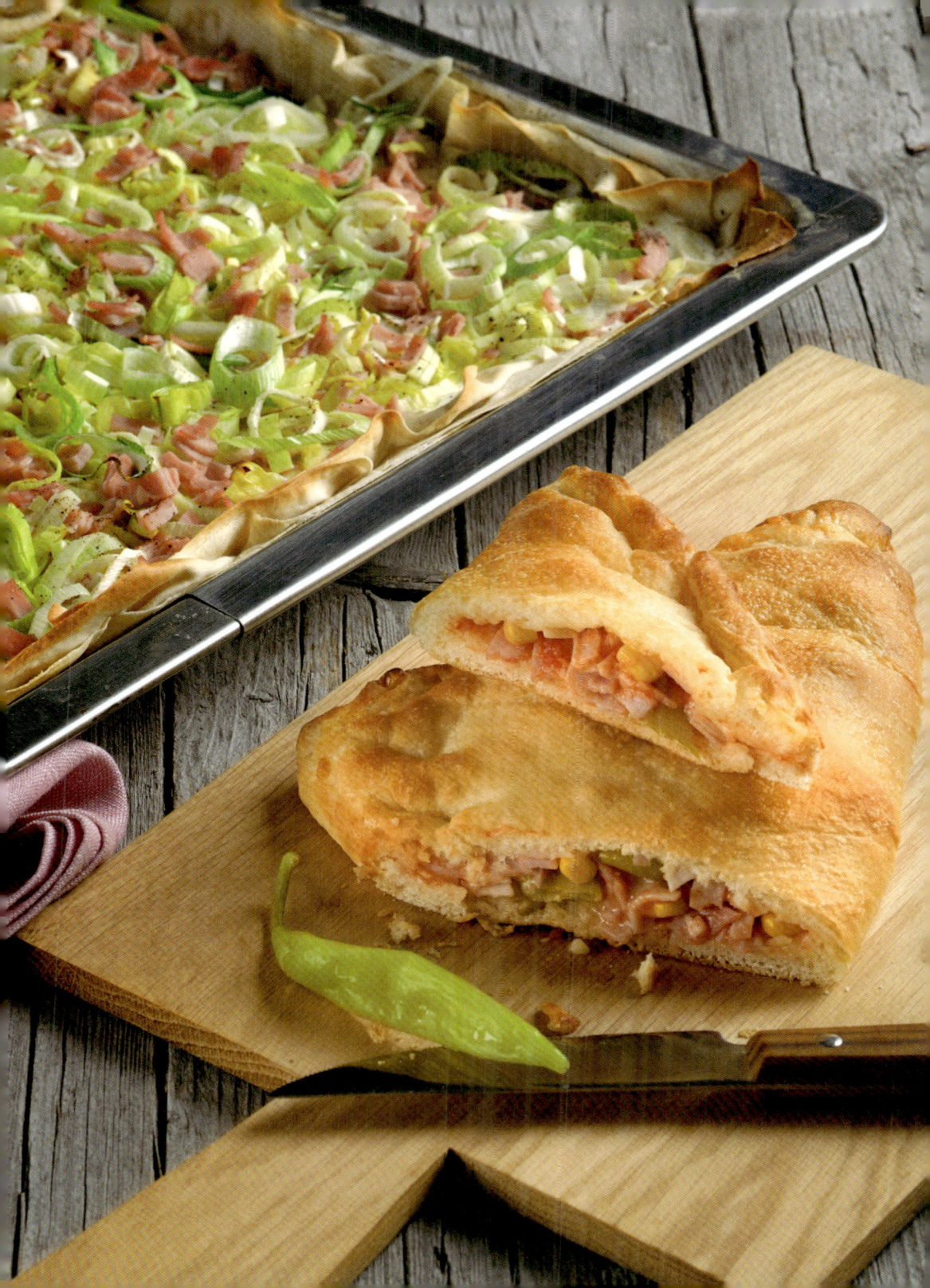

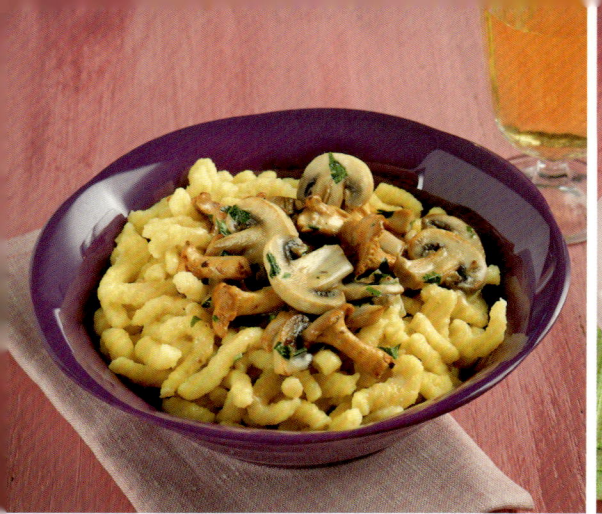
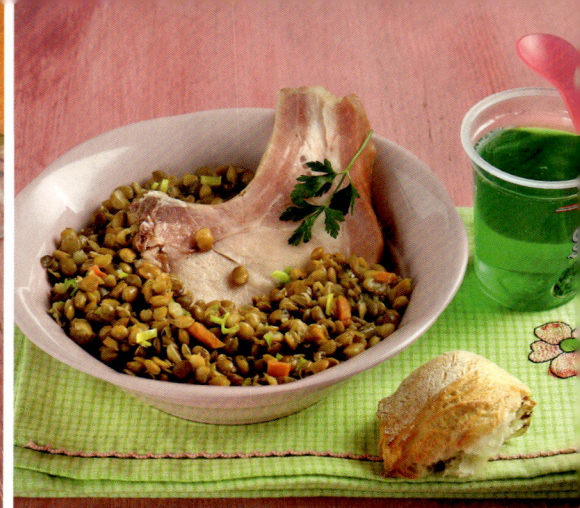

Spätzle mit Pilz-Rahmsauce

1 Packung Eierspätzle (500 g; aus dem Kühlregal) | 1 EL Öl | 2 EL TK-Zwiebelwürfel | 300 g TK-Pilze (aufgetaut) | 2 EL Sahne | 100 ml Milch (1,5 % Fett) | 2 EL gehackte TK-Petersilie | Salz | Pfeffer | 1 l Apfelsaftschorle aus 500 ml Apfelsaft und 500 ml Wasser

Für 2 Personen | ⏱ 15 Min. Zubereitung
Pro Portion 705 kcal, 25 g EW, 22 g F, 101 g KH

1   Die Spätzle in 1 TL Öl und etwas Wasser in einer Pfanne unter mehrmaligem Rühren anbraten.

2   In der Zwischenzeit das restliche Öl in einem Topf erhitzen, die Zwiebelwürfel darin glasig braten, Pilze dazugeben und ca. 2 Min. anbraten. Sahne und Milch zugießen und mit Petersilie, Salz und Pfeffer würzen. Die Spätzle mit der Pilzsauce servieren, die Apfelschorle dazutrinken.

Linseneintopf mit Kasseler

700 g Linsen mit Suppengrün (aus der Dose; abgetropft) | 125 ml Gemüsebrühe | 1 Lorbeerblatt | 4 EL Weißweinessig | Salz | Pfeffer | 2 Kasseler Rippchen (200 g ohne Knochen) | 2 Weizenbrötchen | 200 g Götterspeise (Fertigprodukt)

Für 2 Personen | ⏱ 15 Min. Zubereitung
Pro Portion 725 kcal, 41 g EW, 16 g F, 99 g KH

1   Die Linsen abtropfen lassen, mit Gemüsebrühe, Lorbeerblatt und Essig in einen Topf geben und bei mittlerer Hitze einmal aufkochen. Mit Salz, Pfeffer und eventuell noch etwas Essig abschmecken. Dann die Rippchen dazugeben und bei kleiner Hitze 5 Min. im Linseneintopf erwärmen.

2   Den Eintopf und die Rippchen auf zwei tiefe Teller verteilen und pro Person mit 1 Brötchen servieren. Die Götterspeise gibt es zum Nachtisch.

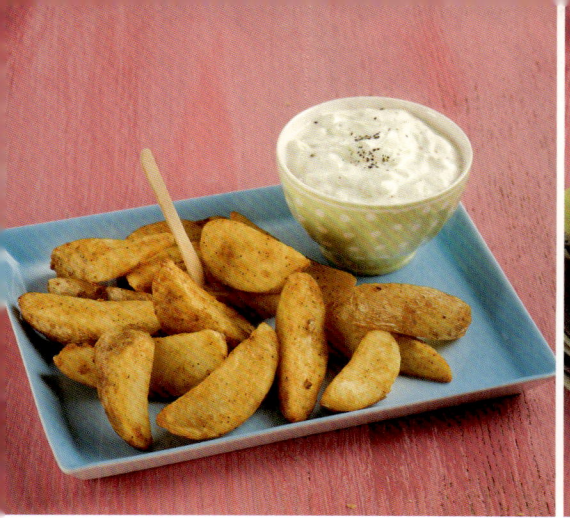
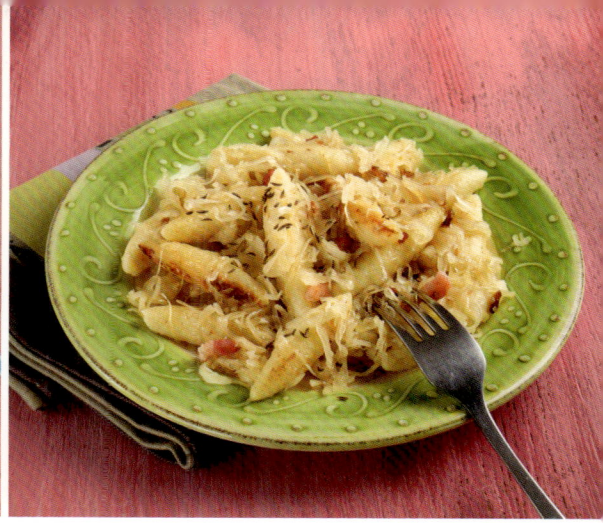

Kartoffelwedges mit Zaziki

900 g TK-Kartoffelwedges | 1 kleine Gurke
(150 g) | Salz | 250 g Magerquark |
50 g Joghurt (1,5 % Fett) | Pfeffer

Für 2 Personen | 20 Min. Zubereitung
Pro Portion 739 kcal, 29 g EW, 23 g F, 103 g KH

1   Den Backofen auf 200° (Umluft 180°) vorheizen. Kartoffelwedges unaufgetaut auf
einem mit Backpapier ausgelegten Blech
verteilen und nach Packungsangabe im
Backofen (Mitte) ca. 15 Min. backen.

2   In der Zwischenzeit die Gurke schälen
und mit der Gemüsereibe grob raspeln. Die
Gurkenraspel in eine Schüssel geben und
salzen. Den Quark mit dem Joghurt glatt
rühren. Die Gurkenraspel mit den Händen
etwas ausdrücken und unter die Quark-
Joghurt-Mischung rühren. Zaziki mit Salz
und Pfeffer abschmecken und zu den Kartoffelwedges servieren.

Krautschupfnudeln

1 EL Rapsöl | 50 g gewürfelter Speck (aus
dem Kühlregal) | 550 g Schupfnudeln (aus
dem Kühlregal) | 1 kleine Dose Sauerkraut
(315 ml Inhalt) | 75 ml Gemüsebrühe |
Kümmel | Salz | Pfeffer

Für 2 Personen | 25 Min. Zubereitung
Pro Portion 730 kcal, 19 g EW, 25 g F, 99 g KH

1   Das Öl in einer großen Pfanne erhitzen
und die Speckwürfel darin bei mittlerer
Hitze knusprig anbraten. Die Schupfnudeln
dazu geben und ca. 5 Min. mitbraten, bis sie
schön gebräunt sind.

2   Das Sauerkraut abtropfen lassen und zu
Schupfnudeln und Speck in die Pfanne
geben. Die Gemüsebrühe angießen, alles
gut vermischen, dann die Krautschupfnu-
deln ca. 10 Min. bei schwacher Hitze unter
mehrmaligem Rühren offen köcheln lassen,
bis das Sauerkraut gar ist. Eventuell etwas
Wasser nachgießen. Die Schupfnudelpfanne
mit Kümmel, Salz und Pfeffer abschmecken.

●●●●●●●●●

Kartoffel-Schichtsalat mit Thunfisch

2 Eier | 1,2 kg Pellkartoffeln vom Vortag |
1 Dose Thunfisch im eigenen Saft (125 g Ab-
tropfgewicht) | 1 Stange Lauch (ca. 300 g,
alternativ Frühlingszwiebeln) | 250 g fett-
reduzierte Mayonnaise | 50 g Joghurt
(1,5 % Fett) | 1 TL Senf | Salz | Pfeffer |
1 Knoblauchzehe (nach Belieben)

Für 2 Personen | ⏱ 30 Min. Zubereitung
Pro Portion 795 kcal, 41 g EW, 19 g F, 108 g KH

1 Die Eier in einen Topf mit Wasser geben
und in 10 Min. hart kochen. Abschrecken
und auskühlen lassen. Inzwischen die Kartoffeln pellen und in dünne Scheiben
schneiden. Den Thunfisch abtropfen lassen
und mit einer Gabel zerpflücken. Den Lauch
putzen, längs halbieren, waschen und in
dünne Halbringe schneiden.

2 Ein Drittel der Kartoffelscheiben in eine
Salatschüssel geben. Die Lauchringe darauf
verteilen. Wieder ein Drittel der Kartoffelscheiben einschichten, darüber den Thunfisch geben. Das letzte Kartoffeldrittel in
die Schüssel geben. Die Eier schälen und in
dünne Scheiben schneiden. Auf der Kar-
toffelschicht verteilen.

3 Mayonnaise, Joghurt und Senf miteinander verrühren. Salzen und pfeffern. Nach Belieben den Knoblauch schälen und zum
Dressing pressen. Das Dressing auf die Eier-
scheiben streichen und den Kartoffelsalat
bis zum Servieren kalt stellen. Kurz vor dem
Servieren den Salat gut durchmischen.

VARIANTE: Nacheinander ein Drittel der Kartoffelscheiben, 50 g Olivenringe und 3 fein gehackte
Sardellen, ein Drittel der Kartoffelscheiben, dann
1 Bund in Ringe geschnittene Frühlingszwiebeln
und das letzte Kartoffeldrittel in einer Schüssel einschichten. Den Salat mit einem Dressing aus 150 ml
Gemüsebrühe, 200 g Ajvar, 3 EL Olivenöl, 2 EL
Aceto balsamico, Salz, Pfeffer und fein gehacktem
frischem Basilikum übergießen, bis zum Servieren
kalt stellen. Vor dem Servieren gut durchmischen.

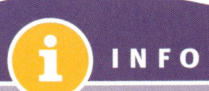

ⓘ **INFO**

Pellkartoffeln kochen

Kartoffeln sind prima Kohlenhydratlieferan-
ten. Außerdem stecken unter der braunen
Schale Vitamin C, Folsäure und zahlreiche
sekundäre Pflanzenstoffe, wie Polyphenole
und Flavonoide. Darum sind Pellkartoffeln
ein wunderbares Mittagsgericht – und
bleibt was übrig, zaubert man aus den kalten Knollen ein Gratin oder einen Kartoffelsalat fürs Büro.

Und so geht's: Die Kartoffeln vor dem Garen
waschen und bei Bedarf mit einer Gemüse-
bürste die Erde entfernen. Einen ausreichend großen Topf ca. zu zwei Dritteln mit
Wasser füllen. Das Wasser zugedeckt bei
starker Hitze zum Kochen bringen, 2 TL Salz
dazugeben. Die Kartoffeln ins kochende
Wasser geben – sie sollten komplett mit
Wasser bedeckt sein. Die Kartoffeln zugedeckt bei schwacher Hitze 25–35 Min. köcheln lassen (die Garzeit hängt von der
Größe der Kartoffeln ab). Kartoffeln abgießen und etwas ausdampfen lassen. Dazu
schmeckt Kräuterquark.

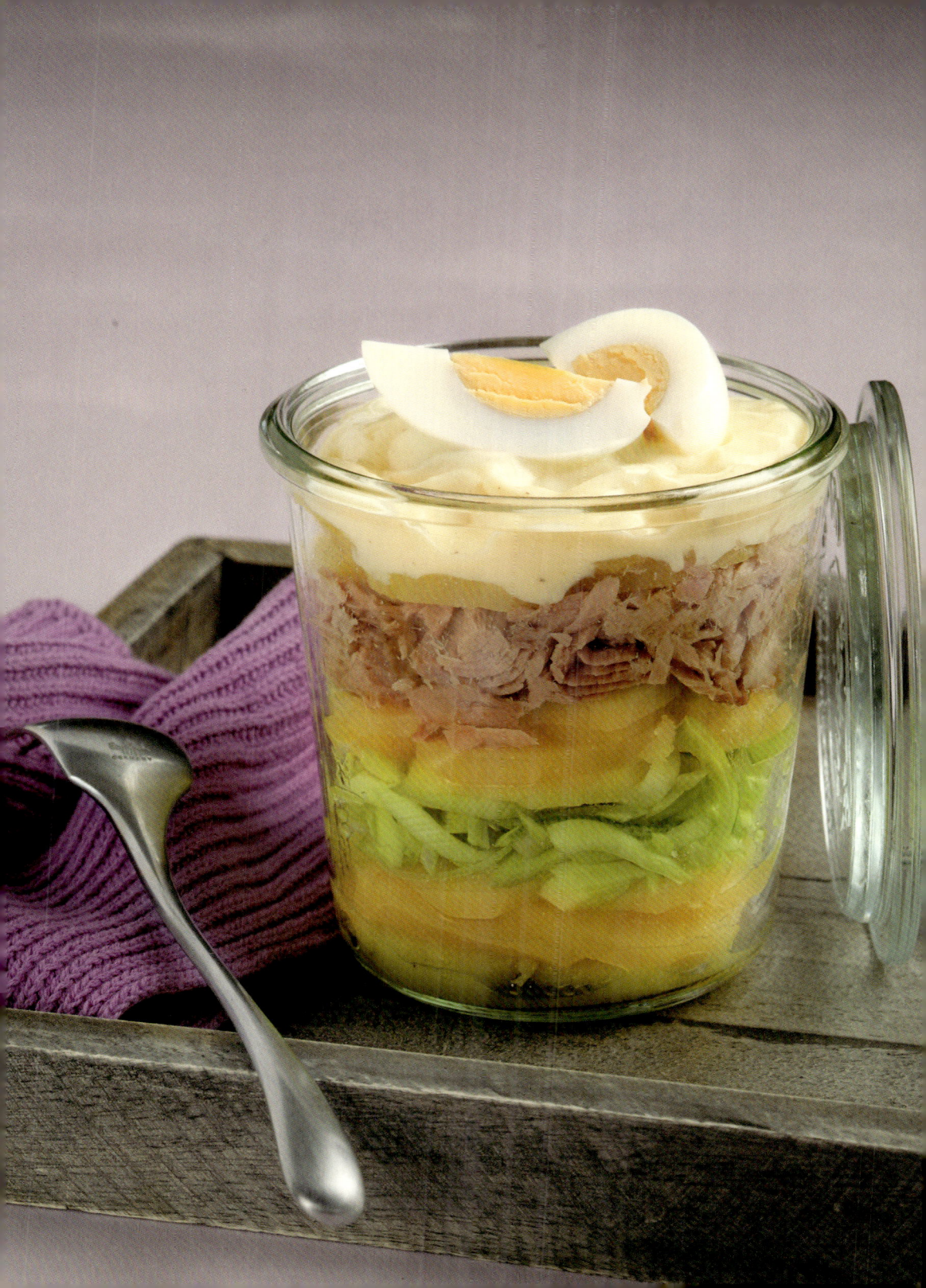

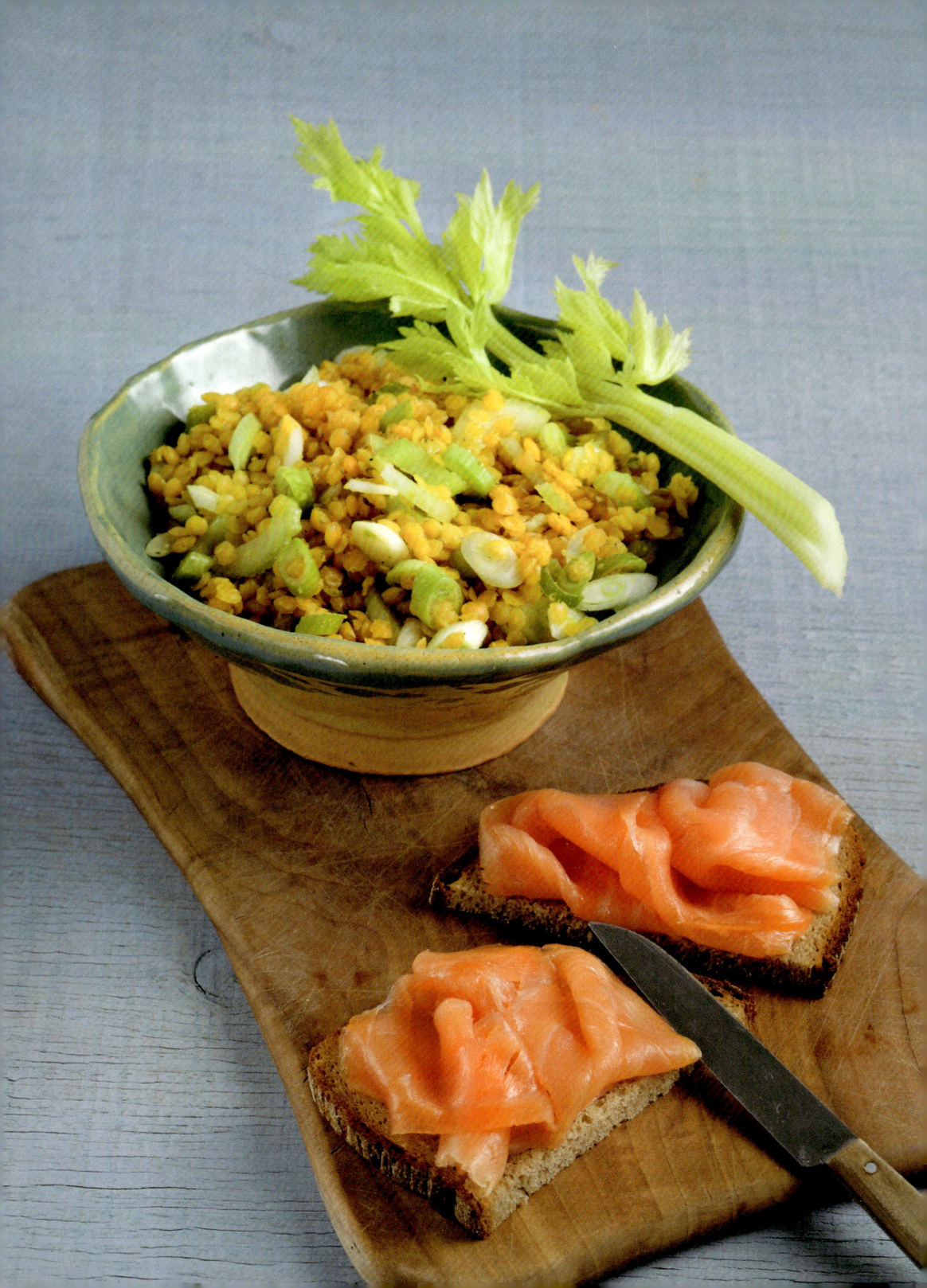

Linsensalat mit Räucherlachs

300 g rote Linsen | Salz | 1 Bund Frühlingszwiebeln (300 g) | 200 g Staudensellerie | 1 EL Sahne | 4 EL Brühe | 1 TL Currypulver | Pfeffer | 150 g Räucherlachs | 2 Scheiben Roggenbrot

Für 2 Personen | ⏱ 20 Min. Zubereitung
Pro Portion 865 kcal, 67 g EW, 20 g F, 103 g KH

1 Die Linsen in reichlich Salzwasser nach Packungsangabe bissfest garen. In der Zwischenzeit die Frühlingszwiebeln und den Staudensellerie waschen, putzen und in feine Ringe schneiden.

2 Für das Dressing die Sahne mit der Brühe, dem Currypulver und Salz und Pfeffer gut vermischen. Linsen mit Zwiebeln und Sellerie vermengen, das Dressing darübergeben und alles gut untermischen. Nochmals mit Salz und Pfeffer abschmecken und mit Räucherlachs und Roggenbrot servieren.

TIPP: Mit fertig gekochten braunen Linsen aus der Dose geht es noch schneller.

VARIANTE 1: Statt Räucherlachs schmecken auch Roastbeefscheiben.

VARIANTE 2: Wer es lieber **vegetarisch** mag, ergänzt den Linsensalat statt mit Räucherlachs mit Räuchertofu. Einfach den Tofu in Scheiben schneiden und nach Belieben in einer Pfanne in wenig Öl anbraten.
Auch gut schmeckt Sojaaufschnitt in verschiedenen Geschmacksrichtungen.

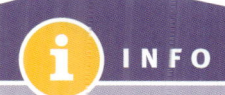

INFO

Wissenswertes rund um Tofu

Tofu wird aus geronnener und gepresster Sojamilch hergestellt. Sie ist ein rein pflanzliches Produkt, wird aus zerkleinerten Sojabohnen gewonnen und ist deshalb für Vegetarier und Veganer gleichermaßen eine wichtige Eiweißquelle. Tofu ist ungewürzt geschmacksneutral und wird quarkweich (Seidentofu) oder in schnittfester Form angeboten. Tofu ist in Asienläden, Naturkostläden und Reformhäusern in verschiedenen Varianten zu bekommen: naturbelassen, geräuchert und mit Kräutern, Gewürzen oder auch Nüssen. Tofu kann heiß oder kalt verzehrt werden und wird vor allem in der asiatischen Küche sehr vielseitig eingesetzt. Er ist ideal für die Zubereitung von Suppen, Salaten, Dips, süßen und herzhaften Brotaufstrichen, Wokgerichten sowie für Kuchen und Gebäck. Tofu lässt sich, einmal geöffnet, im Kühlschrank mit Wasser bedeckt (alle 2 Tage wechseln) und luftdicht verschlossen ca. 1 Woche aufbewahren.

Tempeh – eine nussige, leicht säuerliche Masse, die gut zum Frittieren und Braten geeignet ist – wird ebenfalls aus Sojabohnen hergestellt, allerdings aus fermentierten. Durch den Fermentierungsprozess enthält Tempeh außerordentlich viel Vitamin B_{12} und ist somit eine wichtige Vitaminquelle für Vegetarier.

●●●●●●●●

Kalbfleisch-Gnocchi-Salat

Salz | 550 g Gnocchi (aus dem Kühlregal) | 100 g Rucola | 200 g Cocktailtomaten | 150 g Kalbsschnitzel | 3 EL Olivenöl | 50 g roher Schinken in dünnen Scheiben | 1 TL mittelscharfer Senf | 2 EL Weißweinessig | 75 ml Gemüsebrühe | Pfeffer

Für 2 Personen | ⏲ 35 Min. Zubereitung
Pro Portion 725 kcal, 35 g EW, 19 g F, 103 g KH

1 In einem Topf reichlich Salzwasser zum Kochen bringen und die Gnocchi darin nach Packungsangabe garen. Dann die Gnocchi in ein Sieb abgießen, mit kaltem Wasser abspülen und gut abtropfen lassen.

2 Inzwischen den Rucola verlesen, waschen, trocken schütteln und in ca. 4 cm lange Stücke schneiden. Die Cocktailtomaten waschen, abtrocknen und halbieren.

3 Die Kalbsschnitzel kalt abspülen, mit Küchenpapier trocken tupfen und quer zur Faser in ca. 1 cm breite Streifen schneiden. 1 EL Öl in einer Pfanne erhitzen und die Fleischstreifen darin bei starker Hitze unter ständigem Wenden in 3 Min. scharf anbraten. Von der Kochstelle nehmen und beiseitestellen. Den Schinken in ca. 1 cm breite Streifen schneiden.

4 Den Senf mit Essig, dem restlichen Olivenöl und der Gemüsebrühe verrühren, mit Salz und Pfeffer abschmecken. Gnocchi in einer Schüssel mit Rucola, Tomaten, Schnitzelstreifen und Schinken mischen. Das Dressing darübergießen und alle Zutaten gut miteinander vermischen.

TIPP: Vor dem Servieren etwas Parmesan in dünnen Spänen über den Salat hobeln.

VARIANTE 1: Statt Kalbfleisch und rohem Schinken das Fleisch von 1/2 Grillhähnchen häuten, in Streifen schneiden und unter den Salat mischen. Statt Rucola 10 große Salbeiblätter grob hacken und mit unter den Salat heben.

VARIANTE 2: Auch als Auflauf, mit etwas Sahne statt des Salatdressings vermischt und mit Käse überbacken, schmeckt die Gnocchi-Mischung ausgesprochen lecker.

VARIANTE 3: Blitz-Kräutergnocchi
Bereiten Sie den Salat doch mal mit selbst gemachten Kräutergnocchi zu. Dafür 450 g Kartoffel-Kloßteig für Seidenknödel (aus dem Kühlregal) mit 1 Ei, 4 EL TK-Kräutern nach Wahl (z. B. Petersilie oder Schnittlauch oder auch einer Kräutermischung) verkneten. Dann nach und nach so viel Mehl unterkneten, bis der Teig nicht mehr klebt (ca. 100 g). In einem großen Topf reichlich Salzwasser zum Kochen bringen. Inzwischen den Teig in vier Portionen teilen. Die Teigportionen jeweils zu ca. 2 cm dicken Würsten formen und diese in ca. 2 cm lange Stücke schneiden. Jedes Teigstück mit einem Gabelrücken etwas platt drücken, sodass ein Abdruck der Gabelzinken zu sehen ist. Dann die Gnocchi in drei bis vier Portionen nach und nach im siedenden Salzwasser gar ziehen lassen (es darf nicht mehr kochen, sonst zerfallen die Gnocchi), mit einer Schaumkelle aus dem Wasser heben und in eine Schüssel geben. Die Gnocchi sind fertig, wenn sie an die Wasseroberfläche steigen.

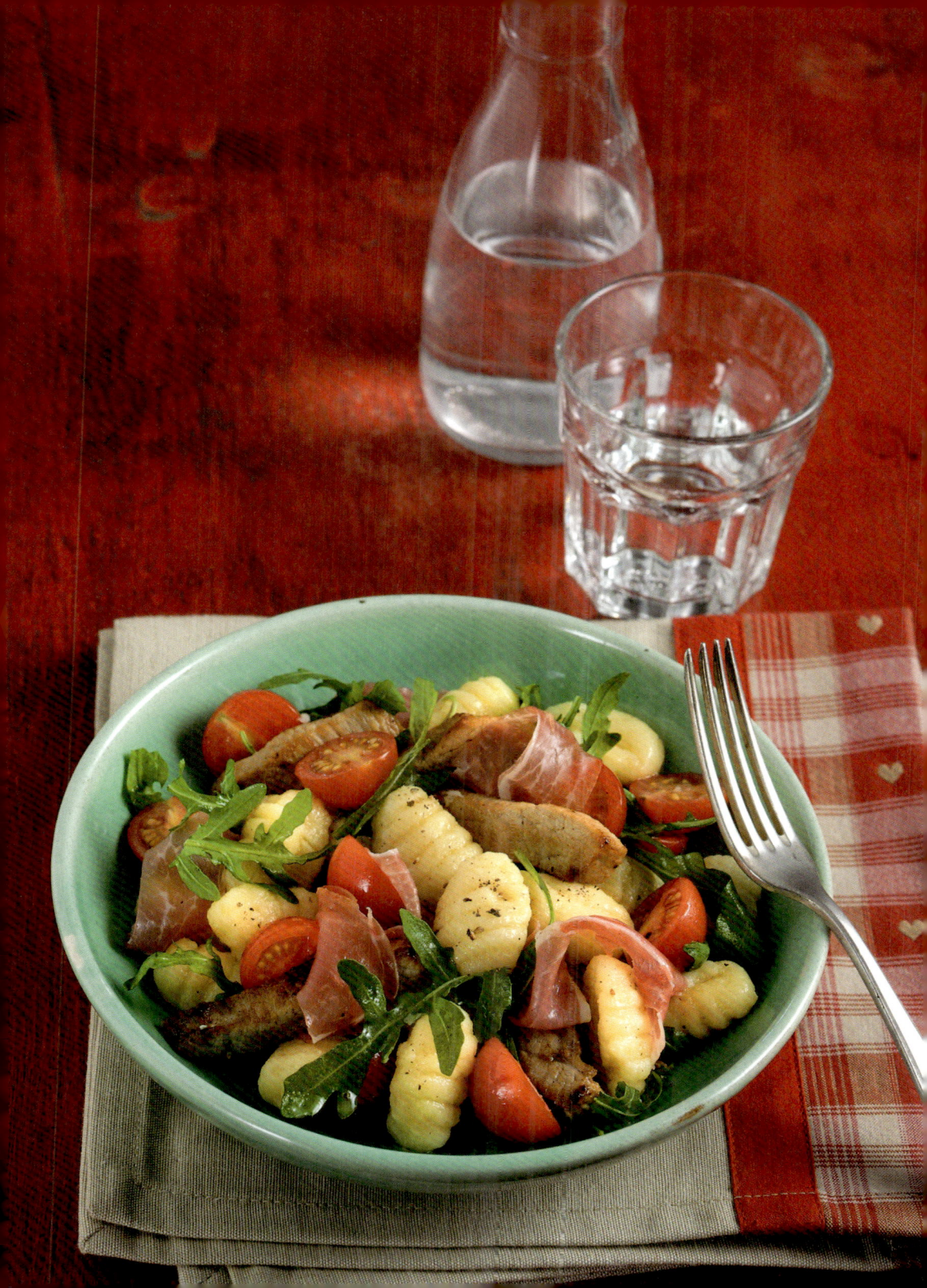

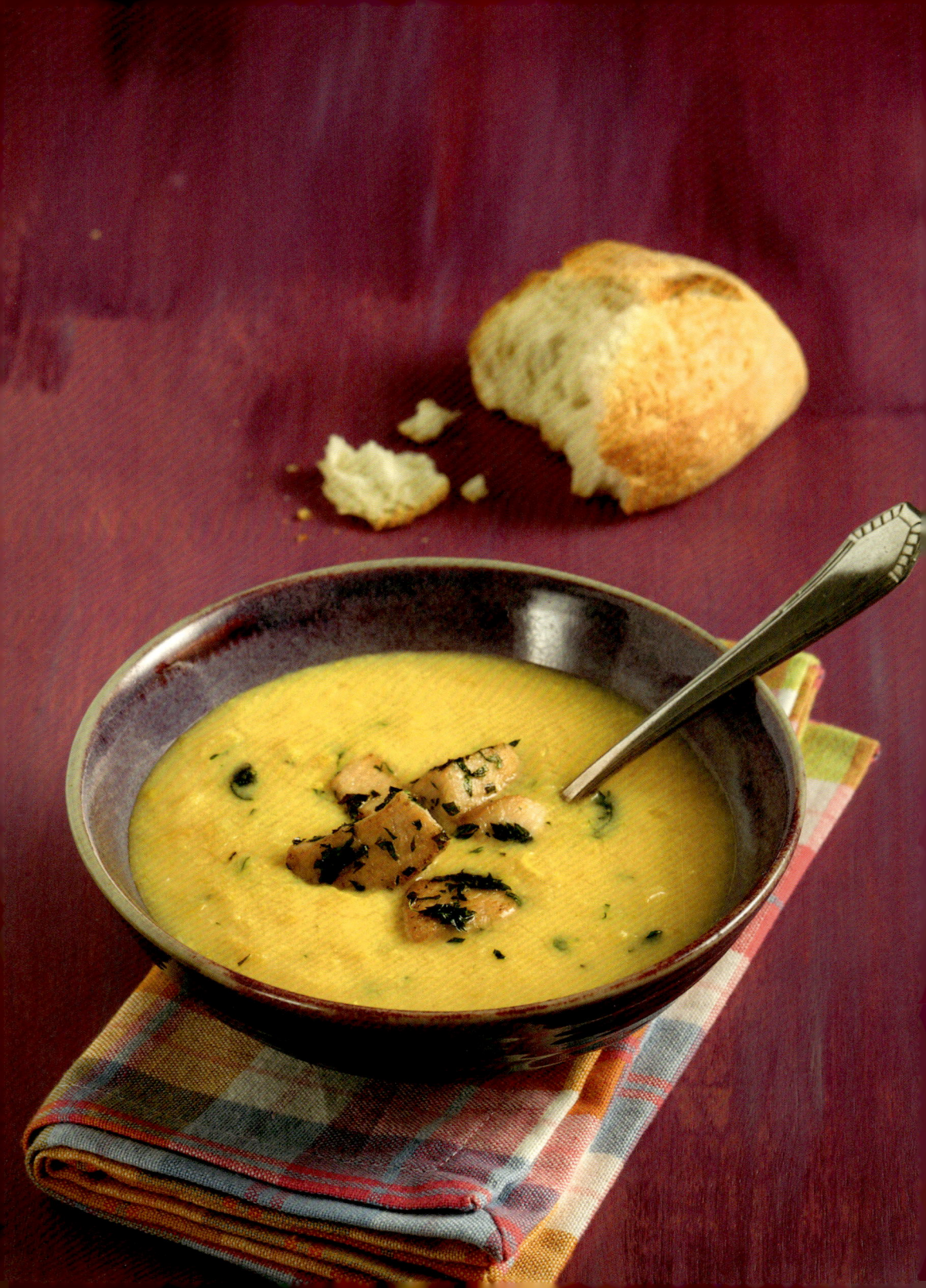

Maissuppe

2 Dosen Mais (285 g Abtropfgewicht) |
400 ml Hühnerfond | 150 g Putenbrust-
filet | 1 EL Öl | 2 EL gehackte TK-Peter-
silie | 50 g Sahne | Salz | Pfeffer |
Tabasco | 2 Weizenbrötchen

Für 2 Personen | 🕙 20 Min. Zubereitung
Pro Portion 770 kcal, 40 g EW, 23 g F, 100 g KH

1 Den Mais mit dem Fond und 400 ml
Wasser in einen Topf geben, aufkochen und
ca. 10 Min. kochen lassen.

2 Inzwischen das Putenbrustfilet in mundgerechte Stücke schneiden. In einer Pfanne
im heißen Öl kross anbraten. Salzen, pfeffern, Petersilie zugeben und alles mischen.

3 Die Suppe mit einem Pürierstab nicht zu
fein pürieren. Die Sahne zugießen und mit
Salz, Pfeffer und Tabasco würzen. Nochmals
kurz aufkochen und mit den Putenwürfeln
und den Brötchen servieren.

TIPP: Für Vegetarier eignen sich statt Putenbrust
angebratene Tofustückchen. Statt mit Hühnerfond
wird mit Gemüsefond oder -brühe aufgegossen.

 Grundrezept: Brühe selbst gemacht

Hühnerbrühe (für ca. 2,5 l)

1 küchenfertiges Suppenhuhn (ca. 1,5 kg)
gründlich innen und außen waschen und mit
3 l Wasser in einem großen Topf aufkochen
lassen. Inzwischen 1 Zwiebel, 1 Knoblauchzehe und 1 Bund Suppengrün putzen und
grob zerteilen. Mit $^1/_2$ Bund Petersilie zum
Huhn geben und mit 1 Lorbeerblatt, 1 TL Salz
und 1 TL Pfefferkörnern würzen. Die Suppe
bei schwacher Hitze zugedeckt ca. 2 Stunden
leicht köcheln lassen und mehrmals den auf-
steigenden Schaum abschöpfen. Die Suppe
dann durch ein feines Sieb oder Tuch abgießen und abkühlen lassen, damit sich das Fett
an der Oberfläche absetzt. Dieses abschöpfen oder die Suppe erkalten lassen und die
Fettschicht abheben. Das Hähnchenfleisch
von den Knochen lösen und in kleine Stücke
schneiden, die Haut entfernen – in der Suppe
essen oder für einen Salat verwenden.

Gemüsebrühe (für ca. 1,5 l)

2 Zwiebeln, 1 Fenchelknolle, 1 Stange Lauch,
3 große Möhren, 200 g Staudensellerie und
1 Petersilienwurzel waschen bzw. schälen,
putzen und in grobe Stücke schneiden. $^1/_2$
ungeschälte Zwiebel auf der Schnittfläche im
heißen Topf ohne Fett anbräunen und wieder
herausnehmen. Die übrigen Zwiebelstücke in
2 EL zerlassener Butter in dem Topf ohne Far-
be anbraten, das Gemüse zugeben und kurz
mitbraten. $^1/_2$ Bund Petersilie waschen und
zusammen mit 2 l Wasser zum Gemüse geben. Die gebräunte Zwiebel, 1 Lorbeerblatt,
1 halbierte Knoblauchzehe, 1 TL Salz und 1 TL
Pfefferkörner zugeben und aufkochen lassen.
Die Brühe ca. 45 Min. zugedeckt leicht köcheln lassen und gegebenenfalls den aufstei-
genden Schaum abschöpfen. Dann die Brühe
durch ein feines Sieb oder Tuch abgießen und
nach Belieben etwas einkochen lassen.

●●●●●●●●

Gemüsekuchen

Für den Teig: 250 g Mehl | 5 EL Öl | Salz

Für den Belag: Salz | 400 g Möhren |
300 g TK-Erbsen | 40 g getrocknete
Tomaten | 200 g Lachsfilet | 2 Eier |
250 g Magerquark | 3 EL gehackte
TK-Petersilie | Pfeffer

Zum Servieren pro Person: 1 Flasche
Bionade (330 ml) | 125 g Götterspeise
(Fertigprodukt)

Außerdem: 1 Springform (Ø 26 cm)

Für 4 Portionen | ⊚ 20 Min. Zubereitung |
45 Min. backen
Pro Portion 625 kcal, 34 g EW, 25 g F, 64 g KH

1   Mehl, Öl, Salz und 100 ml Wasser kräftig
zu einem Teig verkneten. Nach Bedarf noch
etwas Wasser zugeben, bis ein geschmei-
diger Teig entstanden ist.

2   Etwas Salzwasser in einem Topf aufkochen lassen. Die Möhren putzen, schälen
und in Scheiben schneiden. Möhrenschei-
ben und Erbsen im kochenden Salzwasser
ca. 5 Min. vorkochen, dann abgießen und
kalt abschrecken. Die getrockneten Tomaten
und den Fisch in kleine Stücke schneiden.

3   Backofen auf 200° vorheizen. Die Springform mit Backpapier auslegen. Die Eier mit
Magerquark, Petersilie und 100 ml Wasser
verquirlen und mit Salz und Pfeffer würzen.
Den Teig etwas größer als die Form ausrollen und in die Form legen, dabei einen
Teigrand stehen lassen.

4   Das Gemüse, die getrockneten Tomaten-
und Fischwürfel daraufgeben. Mit der Eiermasse begießen. Im vorgeheizten Ofen
(Mitte, Umluft 180°) ca. 45 Min. backen.
Der Gemüsekuchen hält sich etwa 2–3 Tage
im Kühlschrank. Die Bionade dazu trinken,
die Götterspeise gibt es als Nachtisch.

TIPPS: Mit einer TK-Gemüsemischung geht es
noch schneller.
Keine Lust auf Fisch? 300 g Rindfleisch anbraten
und statt des Lachsfilets mit dem Gemüse auf den
Kuchen geben.

GRUNDREZEPT: Quark-Öl-Teig
Dieser Teig eignet sich ebenfalls ganz hervorragend
für die Quiche. Der Vorteil hier ist, dass er gut vorzubereiten ist. Er kann ohne Weiteres fertig gekne-
tet im Kühlschrank ein paar Stunden auf seinen
Einsatz warten.
Für die links angegebene Menge Gemüsekuchen
125 g Magerquark in einem Sieb gut abtropfen lassen. Dann den Quark mit 1 Ei, 1–2 EL Milch und
3–4 EL Öl verrühren. 250 g Mehl mit 1 EL getrocknete Kräuter (z. B. Rosmarin, Thymian oder Kräuter
der Provence), 1/2 TL Salz und 2 TL Backpulver vermischen und die Mehlmischung nach und nach
unter die Quarkmasse kneten. Den Teig wie beschrieben ausrollen und verarbeiten.

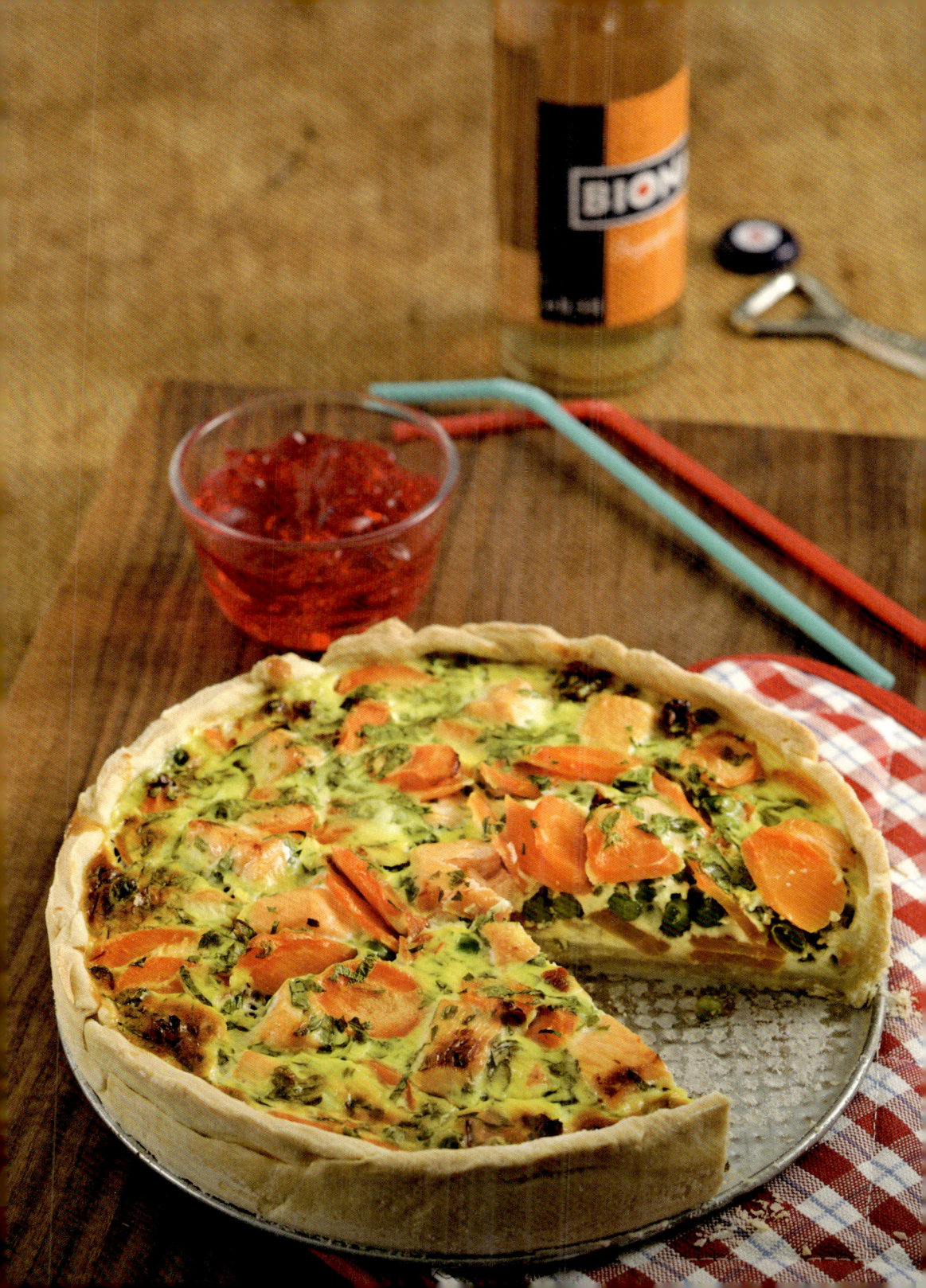

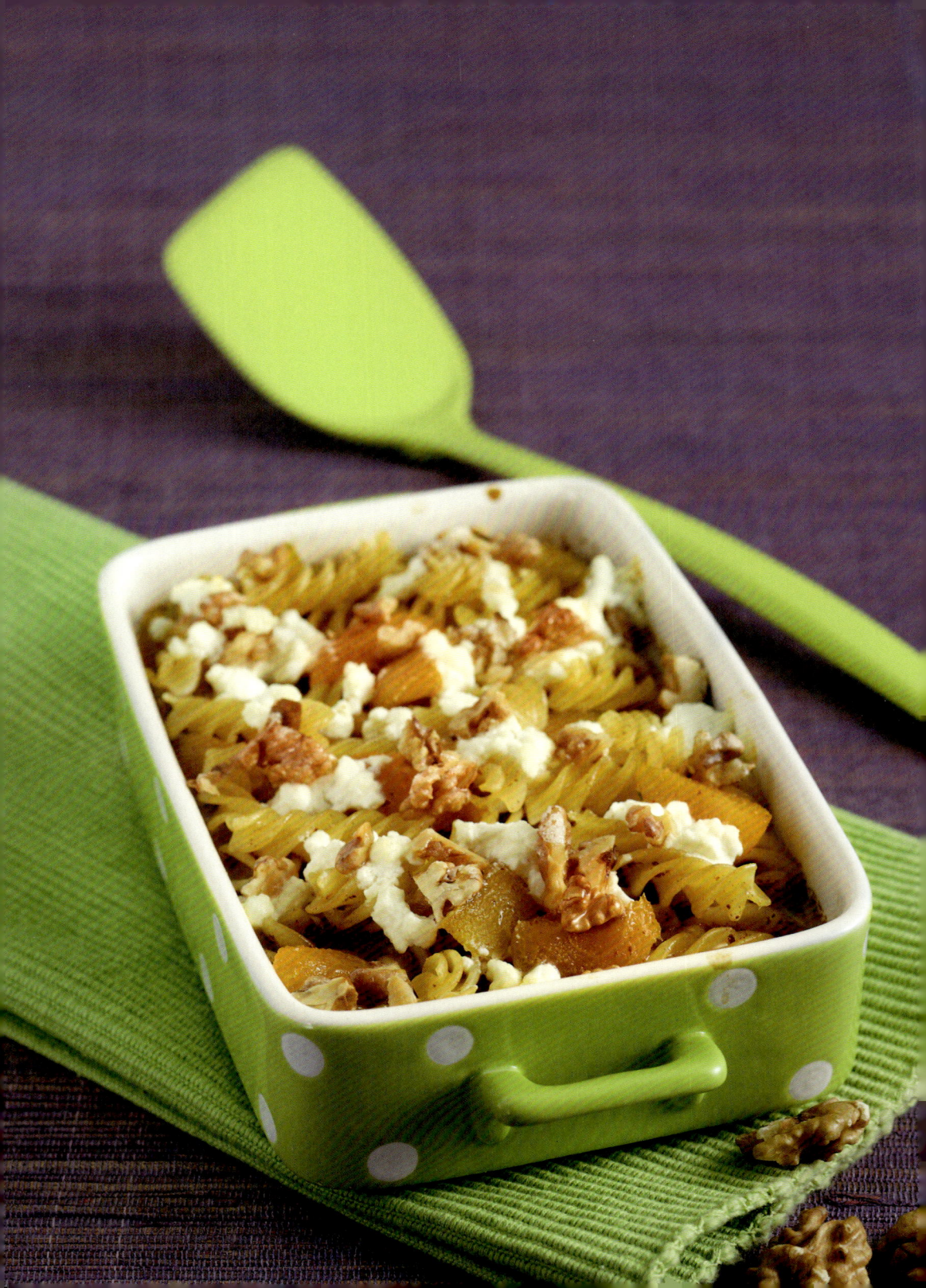

●●●●●●●●

Süßer Nudelauflauf

180 g Nudeln (z. B. Spiralen) | Salz |
400 g Aprikosen (frisch, ersatzweise 200 g
aus der Dose) | 3 Eier | 200 ml Milch
(1,5 % Fett) | 2 TL Zimtpulver | 1 Päckchen
Vanillezucker | 100 g Hüttenkäse |
30 g Walnusskerne | 1 TL Honig

Außerdem: Auflaufform (ca. 20 x 20 cm)

Für 2 Personen | ⊕ 10 Min. Zubereitung |
30 Min. backen
Pro Portion 750 kcal, 34 g EW, 24 g F, 100 g KH

1   Die Nudeln in reichlich Salzwasser
fast bissfest garen. In der Zwischenzeit die
Aprikosen waschen, entsteinen und in Würfel oder Streifen schneiden. Die Eier mit
der Milch, dem Zimtpulver, 1 Prise Salz und
dem Vanillezucker verquirlen. Die Nudeln
abgießen.

2   Den Backofen auf 200° vorheizen. Die
Nudeln und Aprikosen in die Auflaufform
geben und mit der Eiermilch übergießen.
Den Hüttenkäse über den Auflauf krümeln.

3   Die Walnüsse grob hacken, mit dem
Honig verrühren und auf dem Auflauf verteilen. Die Form in den vorgeheizten Ofen
(Mitte, Umluft 180°) stellen und den Auflauf
ca. 25–30 Min. backen.

TIPP: Wer den Auflauf lieber etwas süßer haben
möchte, nimmt 2 Päckchen Vanillezucker und
streut die Walnüsse ohne Honig nach dem Backen
über den Auflauf.

VARIANTE 1: Statt der Aprikosen schmecken
auch Kirschen oder Pflaumen in diesem süßen
Auflauf toll.

VARIANTE 2: Der Nudelauflauf kann ein wenig
abgewandelt auch als leckeres Dessert serviert
werden. Besonders schön sieht es aus, wenn die
Portionen dabei in einzelnen Muffinformen ge-
backen werden. Das Obst kann je nach Saison frei
gewählt werden.
Für diese Variante als **Apfelauflauf** verwenden wir
leicht säuerliche Äpfel:
100 g altbackene Brötchen in Scheiben schneiden
und diese halbieren. 1 Apfel schälen, halbieren
und in kleine Stücke schneiden. Die Äpfel mit 1 TL
Zimt bestäuben und mit 1 Päckchen Vanillezucker,
1 EL Zitronensaft und 3 EL Rosinen mischen. Den
Backofen auf 180° vorheizen. Die 6 Mulden einer
Muffinform einfetten und die Brotscheiben und die
Apfelmischung darin verteilen. 2 Eier, 100 ml Milch
und 1 Prise Salz verquirlen und über die Apfel-Brot-
häufchen verteilen. 3 EL Hüttenkäse mit 1 EL Man-
delblättchen vermischen und über die einzelnen
Auflaufmuffins geben. Im vorgeheizten Ofen (Mitte,
Umluft 160°) ca. 20–25 Min. backen. Ca. 5 Min.
in der Form ruhen lassen und dann noch warm auf
Tellern angerichtet servieren. Als süße Krönung
schmeckt auch etwas Vanillesauce (aus fettarmer
Milch und mit wenig Zucker zubereitet) dazu.

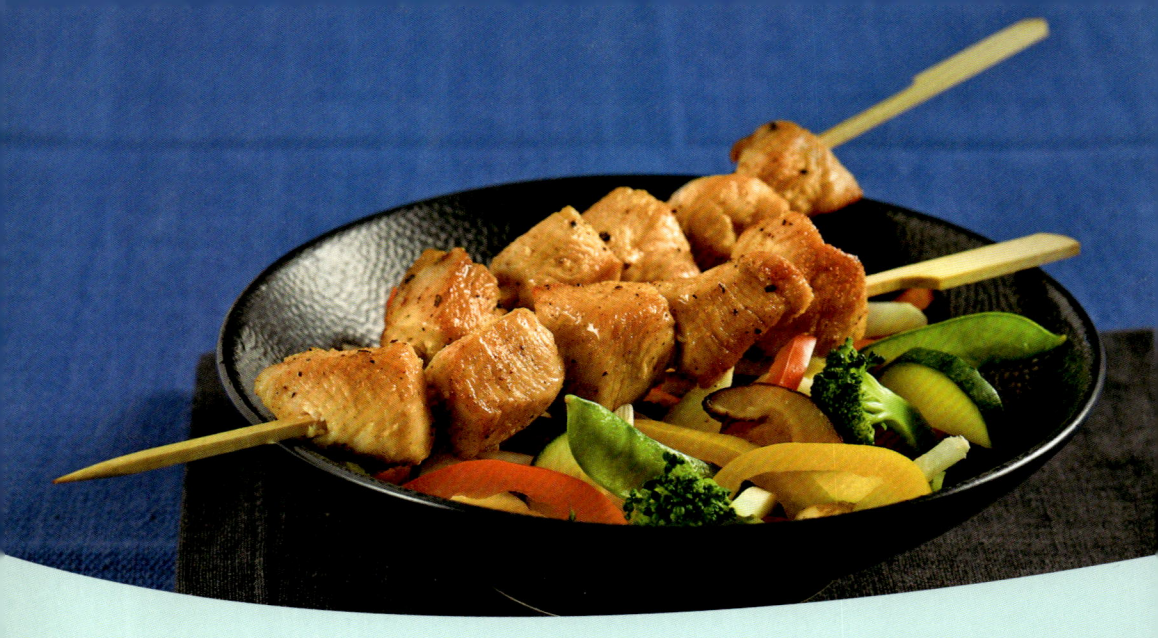

Abends: Genussvoll abnehmen

Nach der Arbeit schnell an den Herd oder ein kaltes Abendgericht: Sie haben die Wahl. Satt werden Sie auf jeden Fall, da neben Geflügel, Fisch, Fleisch, Eiern, Milchprodukten oder Tofu auch wieder reichlich Salat und Gemüse auf dem Programm stehen. Die Rezepte für ein Abendessen im Rahmen der Insulin-Trennkost sind abwechslungsreich und auch für Kocheinsteiger bestens geeignet. So lernen Sie ganz nebenbei, leicht und gesund zu kochen, Sie entspannen sich und sparen dazu noch. Denn selber kochen macht Spaß und ist auf jeden Fall deutlich günstiger als jeden Tag im Restaurant zu speisen.

Gegessen wird wieder erst, nachdem fünf Stunden nach dem Mittagessen verstrichen sind. Idealerweise liegt die Zeit für das Abendessen zwischen 17 und 19 Uhr. So kommen Sie in den Genuss einer besonders langen Fettverbrennungsphase in der Nacht. Sollte Ihnen das zu früh sein, ist es auch kein Problem. Auf den Stoffwechsel hat lediglich Auswirkungen, was Sie abends an Eiweiß essen, aber nicht wann.

Eiweiß am Abend …

Das Tolle an der abendlichen Eiweiß-Trennkost: Es bleibt nichts an den Rippen. Proteine werden unmittelbar nach der Aufnahme vom Körper verwertet oder in Wärme umgewandelt. Gemüse und Salat verwandeln sich im Körper in wertvolle und nahezu kalorienfreie

Ballaststoffe, die unser Darm für den Verdauungsprozess benötigt. Das heißt: Keine kalten Hände oder Füße wie zu früheren Diät- oder Fastenzeiten, die das Einschlafen erschweren. Wenn Sie morgens aufstehen, hat Ihr Körper nicht nur ganze Arbeit geleistet und Fettzellen entleert. Sie haben dazu über Nacht einen gesunden Appetit auf Kohlenhydrate entwickelt, und die stehen morgens auf dem reich gedeckten Frühstückstisch.

Verzicht geht anders

Wer es gewöhnt ist, abends Brotzeit zu machen, hat vielleicht zu Beginn mit Umstellungsproblemen zu kämpfen. Doch bei genauem Hinsehen ist der einzige Vorteil eines belegten Brotes am Abend, dass es sich etwas schneller zubereiten lässt als eine Gemüsepfanne und ein Schnitzel. Aber gerade abends sollte es beim Essen noch mehr um Entschleunigung gehen als tagsüber: Zum einen ist jetzt Entspannung nach einem arbeitsreichen Tag angesagt, zum anderen landet Brot am Abend auf den Hüften. Dasselbe gilt für alle stärkehaltigen Beilagen wie Reis, Nudeln, Kartoffeln, Hülsenfrüchte, Mais, Möhren und Obst. Die stehen immer nur mittags auf dem Programm. Abends treiben sie nur – was sie nicht sollen – den Insulinspiegel nach oben und stressen die Bauchspeicheldrüse.

Fixe Küche

Wenn Sie nun glauben, Sie müssen vor Hunger sterben, bis Ihr Essen so weit ist, dann schneiden Sie sich als Vorspeise ein paar Tomaten auf oder knabbern Sie beim Kochen an ein paar Essiggürkchen oder Radieschen. Anschließend wird geschlemmt. Wem das trotz allem noch zu lange dauert, dem sei wieder unser Vorrats-Tipp ans Herz gelegt: Kochen Sie von Ihren Lieblingsspeisen zwei bis drei Portionen auf Vorrat und bewahren Sie diese im Kühlschrank auf oder frieren Sie sie ein. Das bietet sich bei allen Gulaschgerichten und Ragouts an, die aufgewärmt oft noch besser schmecken als frisch zubereitet. Oder Sie greifen zu TK-Gemüse, verfeinern es mit ein paar Kräutern und haben in null Komma nichts Ihre Beilage zu Fisch, Fleisch bzw. Omelette oder nach Belieben Ihr Hauptgericht.

Die passenden Getränke

Wenn Sie auf Ihr abendliches Glas Wein oder Bier nicht verzichten möchten, weil es zu Ihrem Entspannungsritual gehört, so genießen Sie es zum Essen. Belassen Sie es bei einem Glas, ansonsten stoppen Sie Ihren Fettabbau über Nacht. Wer rasch und erfolgreich abnehmen will, sollte beim Wasser bleiben, da mehr als drei Gläser Bier oder eine halbe Flasche trockener Wein den Insulinabbau hemmen und den Appetit steigern durch den folgenden Blutzuckerabfall. Der Fettabbau bleibt stecken. Genauso entspannend und zudem kalorienfrei ist eine Kanne Tee nach dem Essen. Besorgen Sie sich eine Teemischung aus den klassischen Schlafkräutern Melisse, Malve und Lavendel, und genießen Sie Ihren Feierabend!

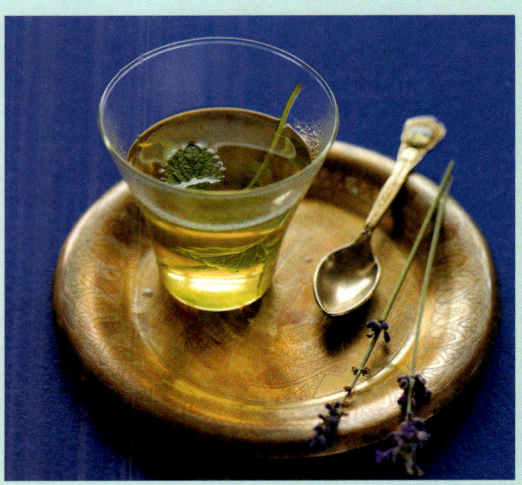

Abendessen unterwegs

Sie kommen zum Abendessen nicht nach Hause, sind geschäftlich unterwegs oder abends eingeladen? Kein Problem. Suchen Sie sich nur das Richtige von der Speisekarte aus, kombinieren Sie passend und vermeiden Sie unnötige Fettfallen. So können Sie auch unterwegs Ihre SiS-Trennkost durchführen. Grundsätzlich gilt bei der Auswahl der Restaurants für abends dasselbe wie für mittags.

In Häusern, die eine mediterran inspirierte oder asiatische Küche anbieten, finden Sie am ehesten Gerichte, die sich nahtlos in Ihre Insulin-Trennkost einfügen. Den Trend zur leichten Regionalküche pflegen mittlerweile auch eine ganze Reihe von ambitionierten deutschen Köchen. Das heißt, unsere heimische Küche, die in der Regel durch üppige Kombinationen aus Kohlenhydraten (z. B. Schweinebraten und Knödel) auffällt, kann sich heutzutage auch in Sachen Insulin-Trennkost sehen lassen.

Leicht und lecker

Wichtig beim Bestellen: Die Kohlenhydrate fallen komplett weg. Das heißt, dass auf dem Teller alle Salat- und Gemüsekreationen liegen dürfen, sofern keine Kartoffeln, Mais, Möhren oder Hülsenfrüchte dabei sind. Dazu gibt es Fisch, Fleisch und Eiergerichte in allen Variationen. Panade auf Fleisch oder Fisch ist im Zweifelsfall erlaubt (das Fett macht die Kohlenhydrate langsam), übertreiben Sie es aber nicht damit.

Auch Obst hat viele Kohlenhydrate, deshalb abends die Finger weg davon. Wenn Sie nach dem Hauptgang noch Lust auf eine Kleinigkeit haben: Käse schließt den Magen. Tipp: Das Allerneueste für Brotfans ist ein reines Eiweißbrot ohne Kohlenhydrate zum Selbstbacken und Toasten.

Was dazu trinken?

Das kommt ganz darauf an, wie schnell Sie abnehmen wollen. Wenn Sie rasch Ihre Fettdepots verkleinern wollen, dann sollten Sie abends Wasser und Tee trinken. Wenn Sie sich mehr Zeit lassen möchten, können Sie abends auch ein Glas Wein oder Bier trinken. Bestellen Sie sich zum Essen am besten eine Flasche Wasser dazu, so bleiben Sie von der Alkoholmenge her im verträglichen Rahmen.

Unterwegs mit Auto, Bahn und Flugzeug …

Wer beruflich sehr mobil ist, kennt die typische Imbiss- und Schnellrestaurantsituation. Ernährungsfehler, die sich durch falsche Bestellungen ergeben, lassen sich natürlich nur durch eines beheben: sich die Mahlzeiten entsprechend zu Hause vorzubereiten. Doch sind wir einmal ehrlich: Das mag angehen für ein Frühstück, für das man sich abends Sandwiches belegt (oder Kohlenhydratriegel einpackt). Vielleicht lässt es sich auch noch einrichten für ein Mittagessen, für das man einen Nudel- oder Kartoffelsalat und vielleicht ein, zwei Frikadellen einpackt. Einen ganzen Tag lang fährt man jedoch ungern Mahlzeiten durch die Lande. Auch Kühltaschenbesitzer stoßen hier an ihre Grenzen und möchten abends nach einem langen Tag unterwegs gerne etwas frisch Zubereitetes, das aber bitte möglichst schnell. Nicht selten treibt einen der Heißhunger deshalb auf den Parkplatz eines Fast-Food-Restaurants: Abnehmen unmöglich, werden Sie denken. Alle bisherigen Mühen waren umsonst …

Abnehmen mit Fast Food

Doch keine Sorge, auch die »Generation Burger« hat realistische Chancen, mit SiS selbst im Drive-in Pfunde zu reduzieren. Das Frühstück hatten wir ja bereits beschrieben: Statt Wurst,

Rührei, Ham and Eggs etc. wird heute immer häufiger auch Gebäck angeboten, oft eben typisch amerikanisch. Dann haben Sie die Wahl zwischen Donuts, Bagels und Muffins. Essen Sie davon ruhig drei bis vier Stück (ohne Frischkäse!) und trinken Sie dazu einen Kaffee mit wenig Milch, Saft – oder, wer es mag, auch eine süße Limonade.

Mittags bitte weniger Burger, dafür eine doppelte Portion Pommes frites, Kartoffelecken, Gitterkartoffeln oder, wenn im Angebot, eine große Pizza und Pasta. An Getränken und Desserts ist jetzt alles erlaubt!

Der Knackpunkt ist tatsächlich die Abendmahlzeit. Mit der Insulin-Trennkost stellt sie allerdings kein Problem dar. Denken Sie also an sich und Ihre gute Figur, bestellen Sie sich einen Burger nach Wahl und entsorgen Sie vor dem Essen die Brötchenhälften! Essen Sie den Bratling aus Rindfleisch oder Geflügel pur mit Gurke, Tomatenscheibe oder Salatblatt. Dazu können Sie sich noch einen frischen Salat mit Essig-Öl-Marinade bestellen.

Auf dieselbe Art können Sie Spareribs, Chicken Nuggets, Schnitzel, Fisch-Burger, Fischstäbchen oder Gyros verzehren. Dazu einen Salat (am besten grünen gemischten Salat, Krautsalat etc.), und alles eben ohne Brot. Die panierten Gerichte enthalten allerdings durch das Frittieren eventuell zu viel Fett, und mit der Panade kommen auch wieder Kohlenhydrate ins Spiel – also Vorsicht.

... wenn der Bauch trotzdem bleibt

Sollten Sie die Erfahrung machen, dass sich trotz unserer Ernährungsvorschläge für unterwegs auf Ihrer Waage nichts tut, dann hilft bilanziertes Eiweiß. Sehr erfolgreich und wissenschaftlich bewiesen ist der Mahlzeitenersatz mit bilanzierten Protein-Cremes, -Shakes oder -Suppen (s. Grafik). Mit solch einem Mahlzeitenersatz mit besonders niedriger Insulinreaktion, mit Vitaminen und Mikronährstoffen verdoppeln Sie das Abnehmtempo (www.insulean.de).

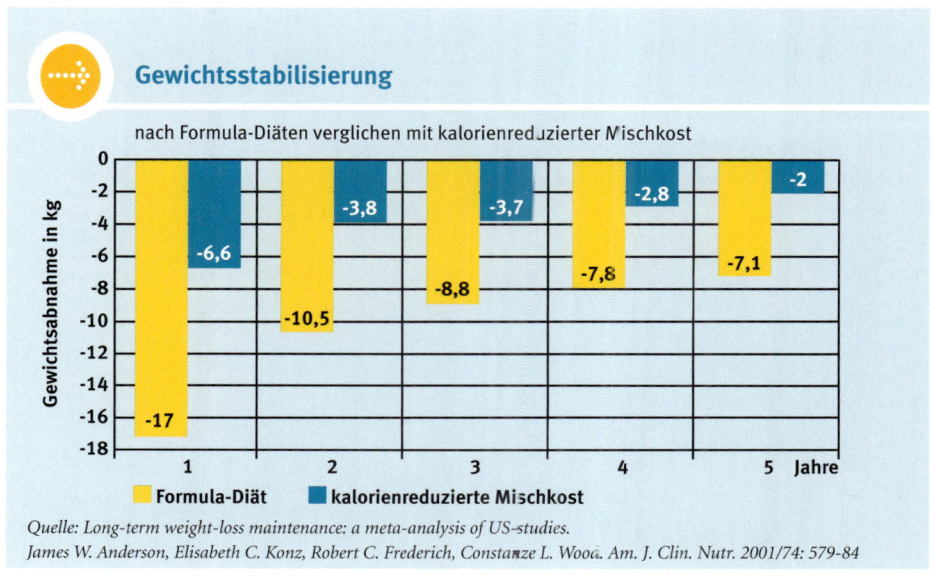

Gewichtsstabilisierung

nach Formula-Diäten verglichen mit kalorienreduzierter Mischkost

Gewichtsabnahme in kg

- 1 Jahr: Formula-Diät −17, kalorienreduzierte Mischkost −6,6
- 2 Jahre: Formula-Diät −10,5, kalorienreduzierte Mischkost −3,8
- 3 Jahre: Formula-Diät −8,8, kalorienreduzierte Mischkost −3,7
- 4 Jahre: Formula-Diät −7,8, kalorienreduzierte Mischkost −2,8
- 5 Jahre: Formula-Diät −7,1, kalorienreduzierte Mischkost −2

■ Formula-Diät   ■ kalorienreduzierte Mischkost

Quelle: Long-term weight-loss maintenance: a meta-analysis of US-studies.
James W. Anderson, Elisabeth C. Konz, Robert C. Frederich, Constanze L. Wood. Am. J. Clin. Nutr. 2001/74: 579-84

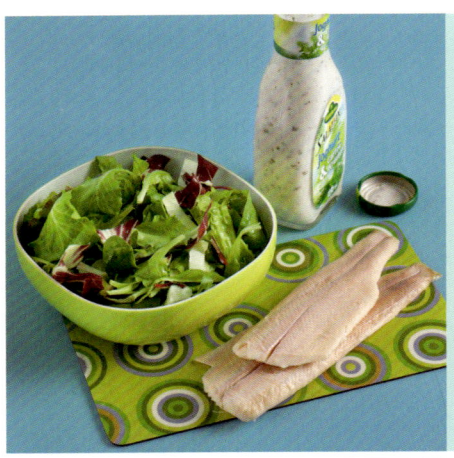

Blattsalat
mit Räucherforelle

200 g Räucherforellenfilet
+ 500 g Blattsalatmischung aus der
  Salattheke + 50 ml fettarmes Joghurt-
  dressing (z. B. Knorr)

8 g Fett

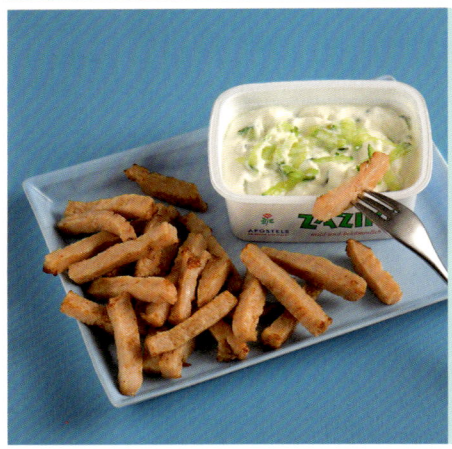

Putenbruststreifen
mit Zaziki

200 g gebratene Putenbruststreifen
(aus dem Kühlregal)
+ 150 g Zaziki (Fertigprodukt aus dem
  Kühlregal)

22 g Fett

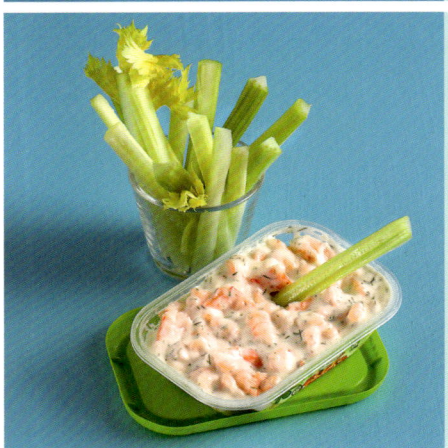

Krabbencocktail
mit Selleriesticks

200 g fettarmer Krabbencocktail
+ 200 g Staudensellerie

20 g Fett

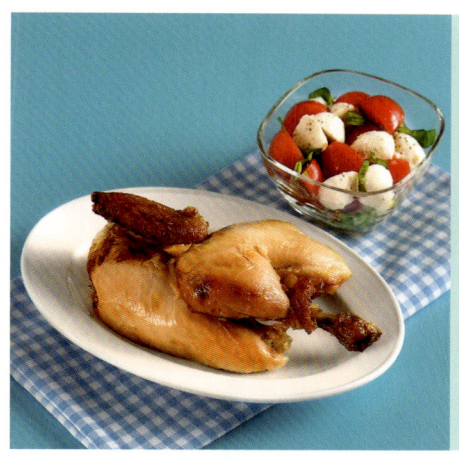

Grillhähnchen mit Salat

$^1/_2$ Grillhähnchen (ohne Haut)
+ 250 g Tomaten-Mozzarella-Salat
aus der Salattheke

25 g Fett

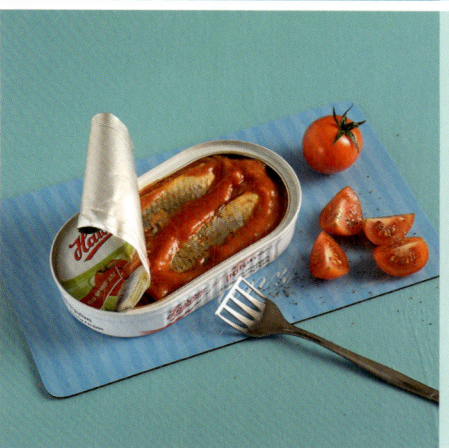

Heringsfilet in Tomatensauce

250 g Heringsfilets in Tomatensauce
(Konserve, z. B. Hawesta)

19 g Fett

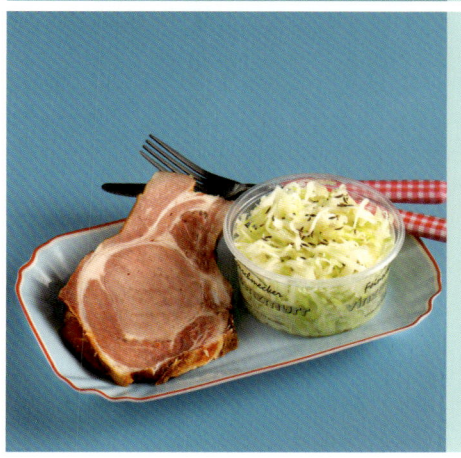

Rippchen mit Kraut

125 g Kasseler Rippchen
+ 100 g Krautsalat (vom Metzger)

22 g Fett

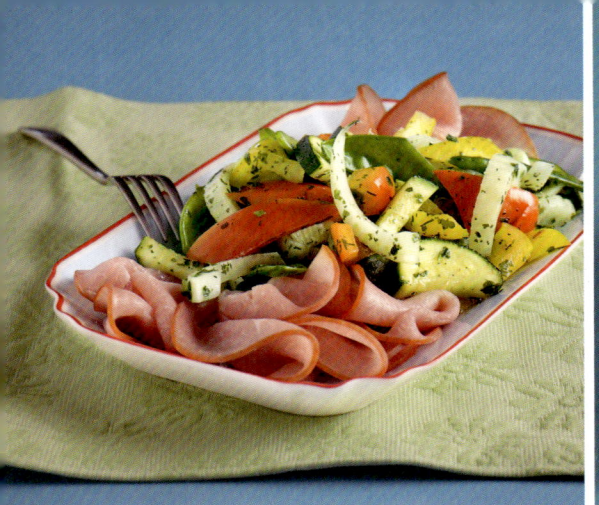
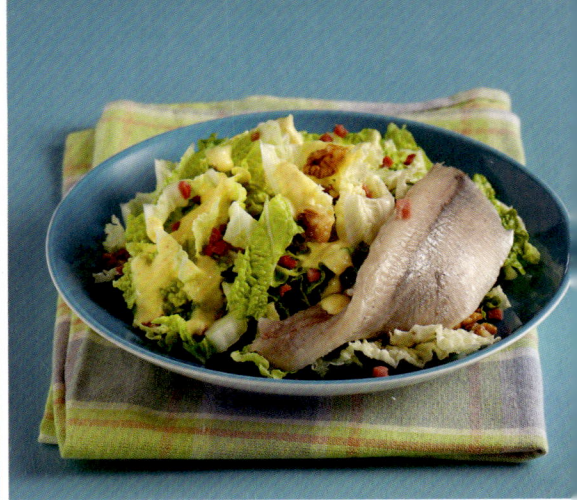

Gemüsesalat mit Lachsschinken

3 EL Öl | 550 g TK-Gemüsemischung (z. B. Frosta, Toskana Mix) | 100 g Frühlingszwiebeln | 3 EL Essig | 1 TL Cayennepfeffer | Salz | Pfeffer | 4 EL gehackte TK-Kräuter | 200 g Lachsschinken

Für 2 Personen | 🕙 10 Min. Zubereitung
Pro Portion 375 kcal, 24 g EW, 24 g F, 13 g KH

1   1 EL Öl in einer Pfanne erhitzen und das unaufgetaute Gemüse darin in 5 Min. unter Rühren anbraten. Die Frühlingszwiebeln waschen, putzen, in feine Ringe schneiden.

2   Das übrige Öl mit Essig, Cayennepfeffer, Salz und Pfeffer verrühren. Mit den Zwiebelringen und den Kräutern unter das noch warme Gemüse mischen. Lachsschinken und Salat auf zwei Tellern anrichten.

VARIANTE: Räucherlachs oder Hähnchen in Aspik in Scheiben zum Salat sorgen für Abwechslung.

Chinakohlsalat mit Matjes

800 g Chinakohl | 20 g Walnüsse | 50 g magere Schinkenwürfel (aus dem Kühlregal) | 100 g Joghurt (1,5 % Fett) | 2 EL Zitronensaft | 2 EL Weißweinessig | Salz | Pfeffer | 2 TL Currypulver | 150 g Matjesfilet

Für 2 Personen | 🕙 15 Min. Zubereitung
Pro Portion 390 kcal, 25 g EW, 25 g F, 12 g KH

1   Den Chinakohl vierteln, waschen, den Strunk entfernen und die Viertel in feine Streifen schneiden. Die Walnüsse hacken und zusammen mit den Schinkenwürfeln in einer Pfanne ohne Fett anbraten.

2   Für das Dressing den Joghurt mit Zitronensaft, Essig, Salz, Pfeffer und Currypulver verrühren. Den Chinakohl mit den Walnüssen und den Schinkenwürfeln in einer Schüssel mischen, Dressing darübergießen und gut untermischen. Den Matjes und den Salat auf zwei Tellern verteilen und servieren.

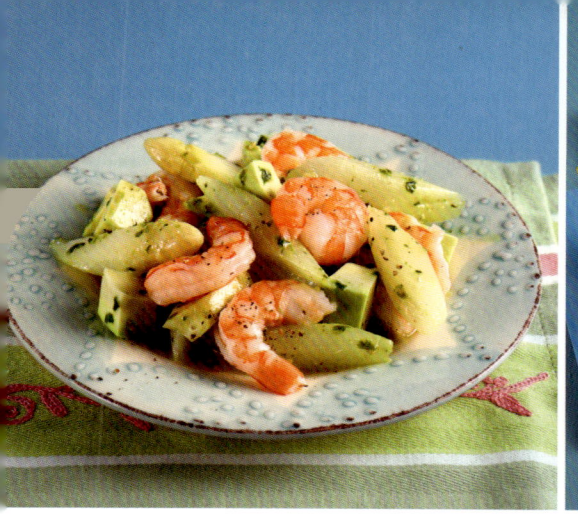

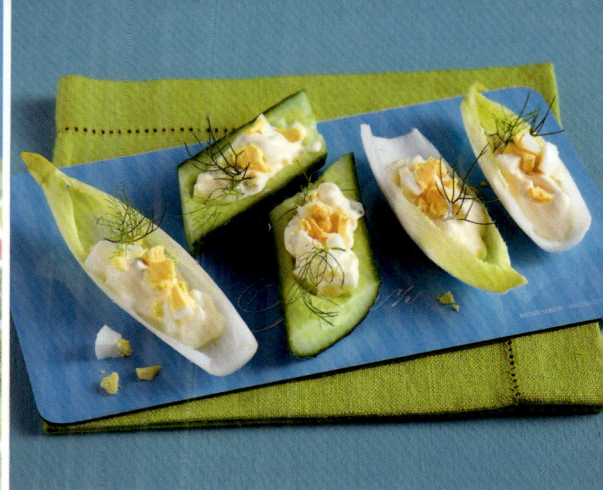

Spargelsalat mit Garnelen

750 g Spargel (aus dem Glas) | 1 kleine reife Avocado (150 g) | 1 EL Basilikumpesto (aus dem Glas) | 2 EL Limettensaft | 1 EL Olivenöl | Salz | Pfeffer | 200 g gegarte geschälte Garnelen (aus dem Kühlregal)

Für 2 Personen | 25 Min. Zubereitung
Pro Portion 306 kcal, 23 g EW, 20 g F, 6 g KH

1 Die Spargelstangen abtropfen lassen und in 4 cm lange Stücke schneiden. Die Avocado halbieren, den Kern entfernen, das Fruchtfleisch schälen und nicht zu fein würfeln.

2 Das Pesto mit dem Limettensaft und dem Olivenöl glatt rühren und mit Salz und Pfeffer abschmecken. Spargelstücke, Avocadowürfel, Garnelen und Dressing in einer Schüssel miteinander vermischen.

TIPP: In der Spargelsaison frischen Spargel für den Salat verwenden.

Gemüse-Schiffchen mit Eiersalat

1 Salatgurke (ca. 400 g) | 6 Blätter Chicorée | 200 g Eiersalat (aus dem Kühlregal) | 200 g Magerquark | Salz | Pfeffer

Für 2 Personen | 10 Min. Zubereitung
Pro Portion 350 kcal, 23 g EW, 23 g F, 13 g KH

1 Die Gurke schälen, längs halbieren und mit einem Löffel die Kerne herauskratzen. Die Gurkenhälften quer in ca. 7 cm lange Stücke schneiden. Die Chicoréeblätter waschen und abtrocknen.

2 Den Eiersalat mit Quark mischen und mit Salz und Pfeffer abschmecken. In jedes Gurkenstück und in jedes Chicoréeblatt etwas Eiersalat geben. Auf einer Platte anrichten.

TIPP: Wer mehr Hunger hat, serviert dazu in Streifen geschnittenen Eisberg- oder Romanasalat und einige rote Paprikastreifen, beträufelt mit fettarmem Joghurt-Dressing (aus der Salattheke).

Meeresfrüchtesalat

500 g TK-Meeresfrüchte | 6 getrocknete
Tomaten in Öl | 3 Frühlingszwiebeln |
3 EL Olivenöl | 1 EL Zitronensaft | Salz |
Pfeffer

Für 2 Personen | ⏱ 15 Min. Zubereitung
Pro Portion 480 kcal, 47 g EW, 20 g F, 14 g KH

1 Die Meeresfrüchte nach Packungsangabe
auftauen. In ein Sieb geben und kurz abtropfen lassen. Die getrockneten Tomaten
abtropfen lassen und in Streifen schneiden.
Die Frühlingszwiebeln putzen, waschen und
in dünne Ringe schneiden.

2 1 EL Öl in einer Pfanne erhitzen. Die Früh-
lingszwiebelringe darin bei mittlerer Hitze
ca. 1 Min. andünsten. Meeresfrüchte dazugeben und 2 Min. darin erwärmen.

3 Getrocknete Tomaten unterrühren. Rest-
liches Olivenöl und Zitronensaft zugeben
und den Salat mit Salz und Pfeffer abschmecken. Der Salat schmeckt lauwarm
oder kalt.

TIPP FÜR MITTAGS: Der Salat ist auch absolut
bürotauglich. Als Kohlenhydratbeilage schmecken
dazu pro Person 175 g Baguette oder 6 geröstete
Weißbrotscheiben mit ca. 2 gehäuften EL Bruschetta-Aufstrich nach Wahl. So kommen Sie auf
8 SiS-Punkte.

VARIANTE: Statt getrockneter Tomaten schmecken
auch in Ringe geschnittene eingelegte Peperoni
(aus dem Glas), gegrillte eingelegte Paprikaschoten
(aus dem Glas) oder Artischockenherzen (aus der
Dose) sehr gut.

Hähnchensalat

1 gegrilltes Hähnchen (ergibt ca. 300 g
Fleisch) | 1 kleine Stange Lauch (150 g) |
1 kleine reife Avocado (150 g) | 1 EL Öl |
4 EL Essig | 1 TL Worcestersauce |
150 g Joghurt (1,5 % Fett) | 2 TL rosen-
scharfes Paprikapulver | Salz | Pfeffer

Für 2 Personen | ⏱ 20 Min. Zubereitung
Pro Portion 380 kcal, 40 g EW, 21 g F, 6 g KH

1 Hähnchen von Haut und Knochen befreien
und das Fleisch in mundgerechte Stücke
schneiden. Den Lauch putzen, waschen und
in feine Ringe schneiden. Die Avocado halbieren, den Kern entfernen, das Fruchtfleisch
schälen und nicht zu fein würfeln.

2 Aus Öl, Essig, Worcestersauce, Joghurt
und Paprikapulver ein Dressing mischen.
Alle Salatzutaten in einer Schüssel mischen,
das Dressing darübergießen und mit Salz
und Pfeffer abschmecken. Nochmals kräftig
durchmischen und auf zwei Tellern servieren.

VARIANTE: Als vegetarischen Ersatz für das Hähnchenfleisch können Sie 800 g Austernpilze in 1 TL
Öl in einer beschichteten Pfanne anbraten und mit
den restlichen Zutaten mischen.

TIPP FÜR MITTAGS: Aus eins mach zwei: Bereiten
Sie die eineinhalbfache Menge des Hähnchensalats
zu, kochen Sie 125 g Nudeln in reichlich Salzwasser
nach Packungsangabe bissfest und mischen Sie
diese unter eine Portion des Hähnchensalats. Ver-
längern Sie das Dressing für eine Portion mit 50 ml
Hühnerbrühe, geben Sie es über den Hähnchen-
salat und würzen Sie kräftig mit Salz und Pfeffer.
Ergibt für diese zusätzliche Portion **8 SiS-Punkte.**

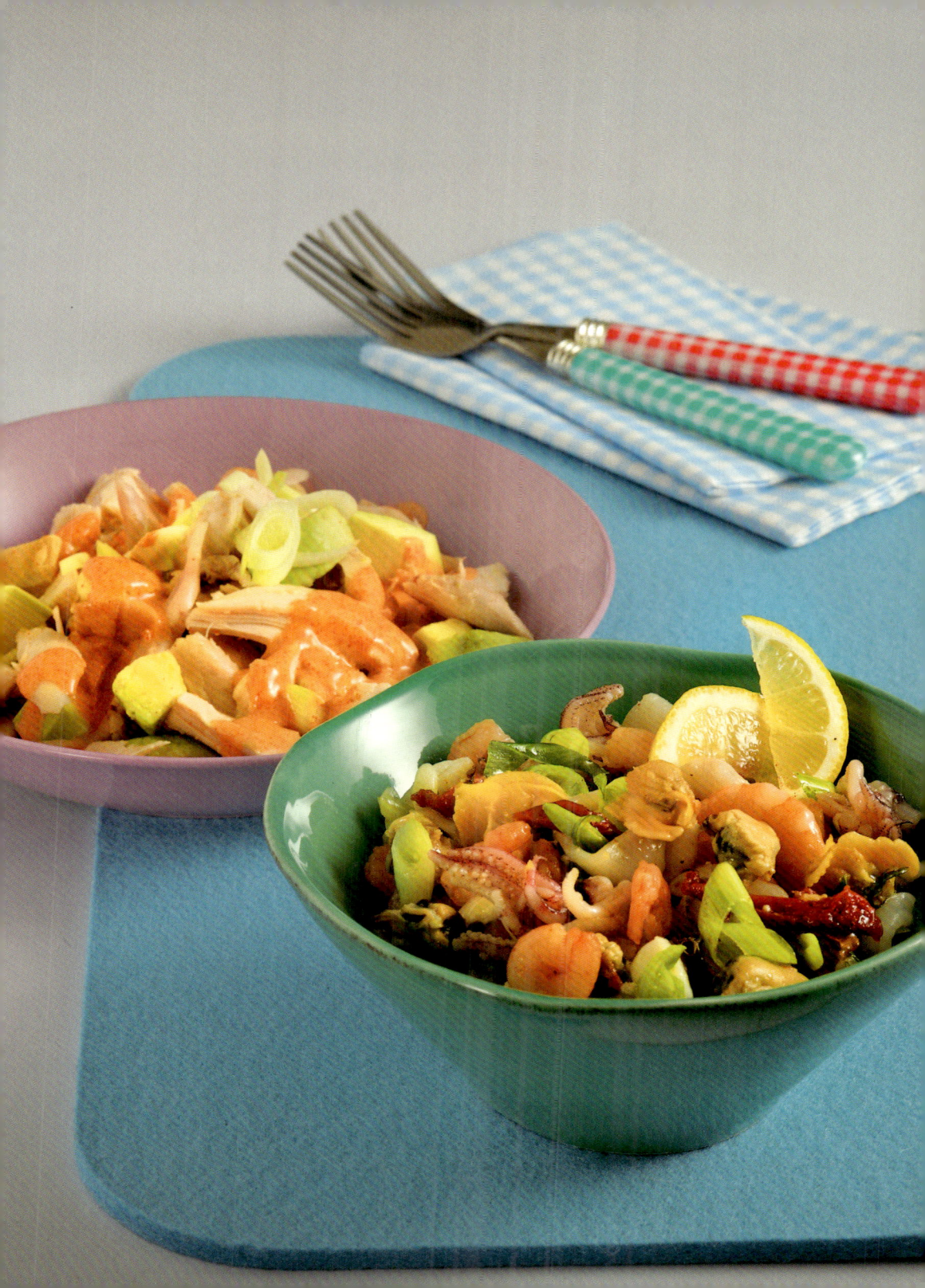

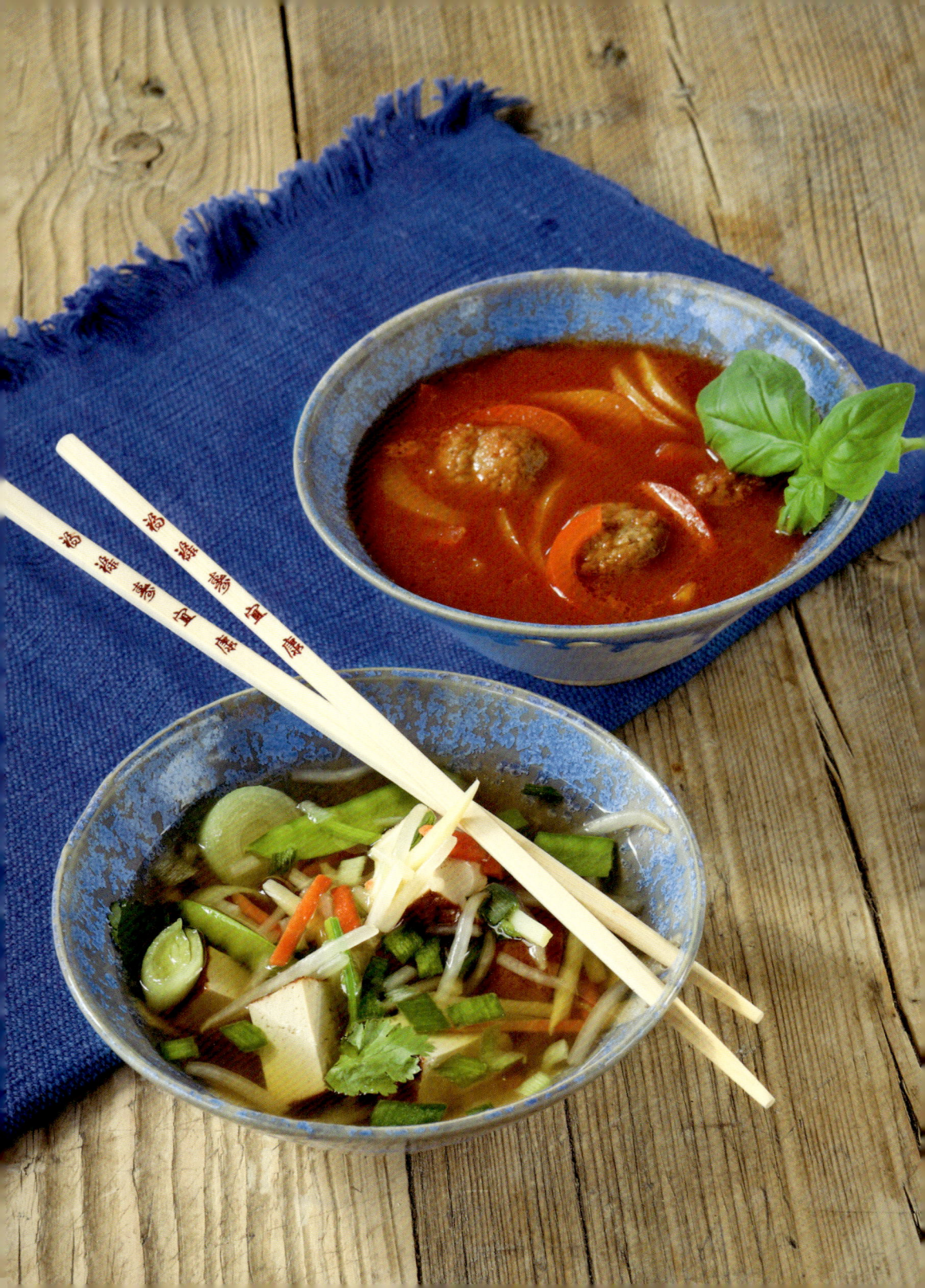

Asia-Suppe mit Räuchertofu

1 Stück frischer Ingwer (ca. 3 cm) | 1 EL Rapsöl | 400 g TK-Wok-Gemüsemischung | 750 ml Gemüsebrühe | 200 g Räuchertofu | 2 EL Sojasauce | 2 EL gehackte TK-Petersilie | 1 EL Sesamsamen

Für 2 Personen | ⏱ 15 Min. Zubereitung
Pro Portion 296 kcal, 17 g EW, 19 g F, 15 g KH

1 Ingwer schälen und fein hacken. Das Öl in einem Wok oder einem Topf erhitzen und den Ingwer darin bei mittlerer Hitze 1 Min. anbraten. Dann das gefrorene Gemüse dazugeben und 5 Min. mitbraten. Die Gemüsebrühe angießen, die Suppe aufkochen lassen und 10 Min. bei schwacher Hitze zugedeckt köcheln lassen, bis das Gemüse gar ist, aber noch Biss hat.

2 Inzwischen den Räuchertofu in 1 cm große Würfel schneiden, kurz vor Ende der Garzeit zur Suppe geben und darin erwärmen. Die Suppe mit Sojasauce abschmecken und mit der Petersilie und dem Sesam bestreut servieren.

TIPP FÜR MITTAGS: Halbieren Sie die Gemüse- und die Tofumenge, füllen Sie die Gemüsebrühe auf 1 l auf und geben Sie 5 Min. vor Ende der Garzeit noch 80 g Mie- oder Glasnudeln mit in die Suppe und genießen Sie sie als Mittagessen für zwei. Dann liefert die Suppe **2,5 SiS-Punkte** pro Portion. Wer auf **8 SiS-Punkte** kommen möchte, isst als Dessert noch 200 g fettarmes Eis mit 120 g Weintrauben oder 1 kleinen, in Scheiben geschnittenen Banane.

Paprikasuppe mit Hackbällchen

je 1 rote und gelbe Paprikaschote (300 g) | 1 EL Olivenöl | 400 ml Tomatensaft | 200 ml Gemüsebrühe | Salz | Pfeffer | $1/2$ TL rosenscharfes Paprikapulver | 150 g Mini-Frikadellen (aus dem Kühlregal)

Für 2 Personen | ⏱ 20 Min. Zubereitung
Pro Portion 330 kcal, 13 g EW, 23 g F, 17 g KH

1 Die Paprikaschoten waschen, halbieren und von Kernen und Scheidewänden befreien. Die Paprikahälften nochmals längs halbieren und quer in dünne Streifen schneiden. Das Öl in einem Topf erhitzen und die Paprikastreifen darin bei mittlerer Hitze 2–3 Min. andünsten.

2 Den Tomatensaft und die Gemüsebrühe angießen. Die Suppe aufkochen lassen und mit Salz, Pfeffer und Paprikapulver abschmecken. Die Frikadellen in die Suppe geben und bei schwacher Hitze 5 Min. in der Suppe erwärmen.

TIPP: Etwas frisches Basilikum, vor dem Servieren noch über die Suppe gestreut, sorgt für den Frische-Kick. Ein kleiner Schuss Sahne macht die Suppe etwas milder.

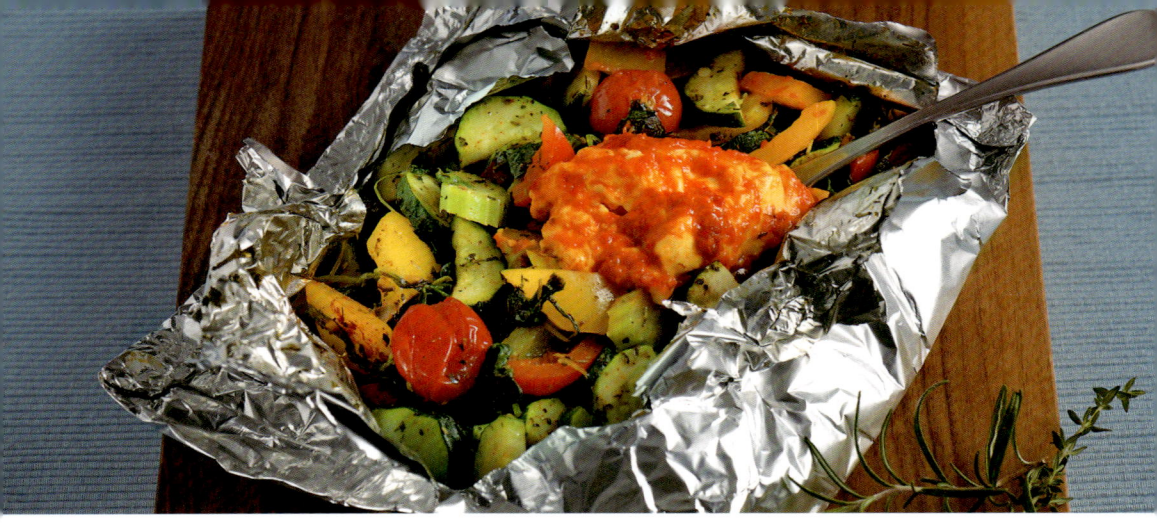

Back-Feta mit Gemüse

250 g Feta | 4 EL Ajvar (Paprikapaste aus
dem Glas) | 750 g gemischtes Gemüse
(z. B. Paprikaschoten, Zucchini, Blattspinat,
Cocktailtomaten) | 1 Knoblauchzehe |
Salz | Pfeffer | 2 EL Zitronensaft | 2 TL
edelsüßes Paprikapulver | 3 EL Kräuter der
Provence

Für 2 Personen | ⏲ 15 Min. Zubereitung |
20 Min. backen
Pro Portion 370 kcal, 28 g EW, 23 g F, 11 g KH

1   Zwei 30 cm lange Stücke Alufolie über-
einander auf die Arbeitsfläche legen, darauf
den Feta geben und mit dem Ajvar bestreichen. Die Alufolie nun fest verschließen,
damit keine Flüssigkeit auslaufen kann.

2   Den Backofen auf 220° (Umluft 200°) vorheizen. Paprika und Zucchini putzen,
waschen, die Paprika von Kernen und Scheidewänden befreien und beides in mundgerechte Stücke schneiden.

3   Blattspinat verlesen und waschen, Tomaten ebenfalls waschen. Die Knoblauchzehe
schälen und fein würfeln. Das Gemüse in
einer Schüssel mit Knoblauch, Salz, Pfeffer,
Zitronensaft, Paprikapulver und den Kräutern
der Provence gut vermengen.

4   Zwei 60 cm lange Stücke Alufolie über-
einanderlegen, zu einer Art Tasche falten
und das Gemüse samt Marinade hineingeben. Die Alufolie gut verschließen. Die
beiden Folienpäckchen auf ein Backblech
legen und im vorgeheizten Backofen (Mitte)
ca. 20 Min. garen.

TIPP: Statt Ajvar schmecken auch mal Olivenpaste
oder Pesto als Aufstrich für den Feta. Oder einfach
mal nur frische Kräuter wie Rosmarin, Basilikum
und Petersilie mit 2 EL Olivenöl daraufgeben, pfeffern, vorsichtig salzen und in Alufolie wickeln.

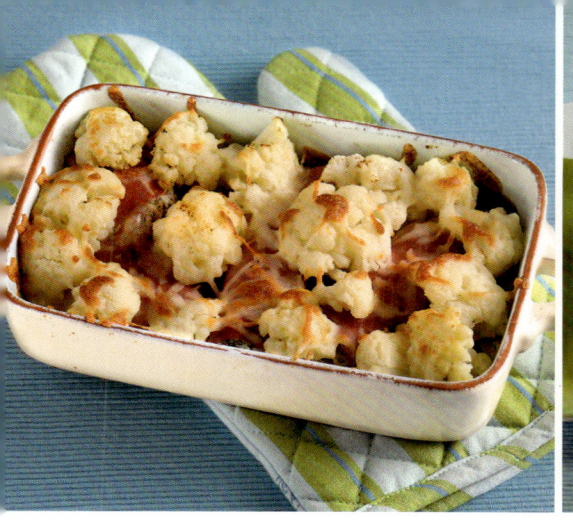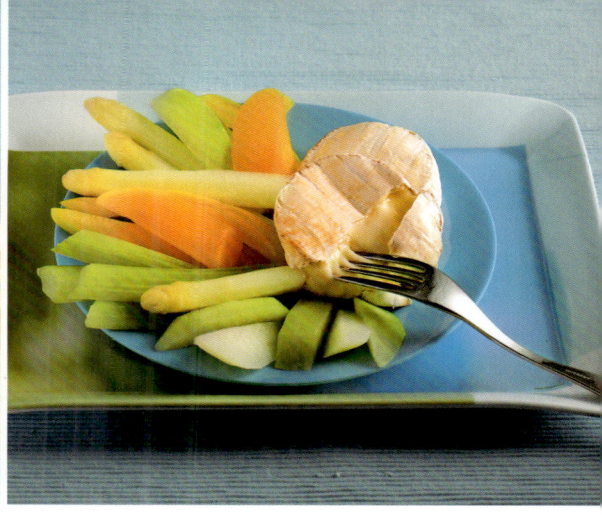

Gratinierter Blumenkohl

800 g TK-Blumenkohlröschen | 25 g TK-Zwiebel-Kräuter-Mischung | 50 g Frischkäse light | Pfeffer | 150 g Schinken (in Scheiben) | 2 EL Sahne | 125 g geriebener Käse

Außerdem: Auflaufform (ca. 20 x 20 cm)

Für 2 Personen | ⏲ 10 Min. Zubereitung | ca. 2 Std. auftauen | 25 Min. überbacken
Pro Portion 400 kcal, 45 g EW, 19 g F, 13 g KH

1 Den Blumenkohl auftauen lassen. Die Zwiebel-Kräuter-Mischung mit dem Frischkäse glatt rühren und etwas pfeffern. Die Schinkenscheiben mit der Frischkäsemasse bestreichen und jeweils aufrollen.

2 Den Backofen auf 200° vorheizen. Die Schinkenröllchen in die Auflaufform legen, den aufgetauten Blumenkohl daraufsetzen und mit der Sahne übergießen. Den geriebenen Käse darüberstreuen und den Blumenkohl im vorgeheizten Ofen (Mitte, Umluft 180°) 20–25 Min. gratinieren.

Ofen-Camembert

320 g Camembert light (9 % Fett) | 1 Paprikaschote (150 g) | 250 g Kohlrabi | 200 g Staudensellerie | 200 g Spargel | Salz

Außerdem: Auflaufform

Für 2 Personen | ⏲ 30 Min. Zubereitung
Pro Portion 400 kcal, 43 g EW, 20 g F, 11 g KH

1 Ofen auf 180° vorheizen. Camembert in die Auflaufform geben und im heißen Ofen (Mitte, Umluft 160°) ca. 25 Min. backen.

2 Gemüse waschen bzw. schälen, wenn nötig putzen, und nach Sorten getrennt in mundgerechte Stücke schneiden. Kohlrabi und Spargel im kochenden Salzwasser 3 Min. kochen lassen, die Paprika dazugeben und alles weitere 2 Min. kochen lassen.

3 Den Staudensellerie zugeben und alles nochmals 3 Min. kochen. Das Gemüse abgießen und kalt abschrecken. Zum Camembert servieren, einstippen oder dazuessen.

Schnitzel unter Feta-Zucchini-Haube

600 g Zucchini | 300 g Schweineschnitzel | 1 EL Rapsöl | Salz | Pfeffer | 100 g Feta light | 4 EL Bruschetta-Aufstrich Paprika (aus dem Glas)

Außerdem: ofenfeste Form

Für 2 Personen | ⏲ 15 Min. Zubereitung | 20 Min. backen
Pro Portion 425 kcal, 51 g EW, 15 g F, 14 g KH

1 Zucchini waschen, abtrocknen und auf der Gemüsereibe fein raspeln. Die Schweineschnitzel kalt abspülen und mit Küchenpapier trocken tupfen.

2 Den Backofen auf 200° vorheizen. Das Öl in einer Pfanne erhitzen, die Schnitzel darin bei starker Hitze von jeder Seite 2–3 Min. scharf anbraten. Salzen und pfeffern.

3 Die Schnitzel in eine ofenfeste Form legen. Den Feta zerbröckeln, mit den Zucchiniraspeln und dem Bruschetta-Aufstrich mischen, bei Bedarf noch etwas salzen und pfeffern und auf den Schnitzeln verteilen. Diese im heißen Ofen (Umluft 180°) ca. 20 Min. überbacken.

TIPP: Wenn es mal ganz schnell gehen soll, einfach von fertigen panierten Schnitzeln die Panade teilweise abkratzen und, wie im Rezept beschrieben, überbacken.

VARIANTE: Schnitzel mit Tomaten- und Mozzarellascheiben überbacken. Mit frischem Basilikum bestreut servieren.

Frikadellen mit Kraut

1 kleine Dose Sauerkraut (315 ml Inhalt) | 200 g Frikadellen (aus dem Kühlregal) | 4 EL Milch | 4 EL Brühe | Salz | Pfeffer | 1–2 TL Paprikapulver

Für 2 Personen | ⏲ 10 Min. Zubereitung
Pro Portion 340 kcal, 15 g EW, 25 g F, 15 g KH

1 Das Sauerkraut abtropfen lassen, in einen Topf geben und langsam erwärmen. Die Frikadellen ohne Fett in einer beschichteten Pfanne erhitzen.

2 Milch und Brühe zum Sauerkraut geben und einmal aufkochen lassen. Dann nach Geschmack mit Salz, Pfeffer und Paprikapulver würzen. Die Frikadellen mit dem Sauerkraut auf zwei Tellern servieren.

TIPP: Wenn Sie etwas mehr Zeit haben, machen Sie die Frikadellen doch selbst: Dazu aus 400 g Tatar und 1 Ei einen Fleischteig zubereiten, mit Salz, Pfeffer, etwas Paprikapulver und 1 EL Kräuter der Provence würzen. Den Teig zu kleinen Bällchen formen und diese in 2 EL Öl portionsweise in der Pfanne ausbraten.

oben: Frikadellen mit Kraut | unten: Schnitzel unter Feta-Zucchini-Haube

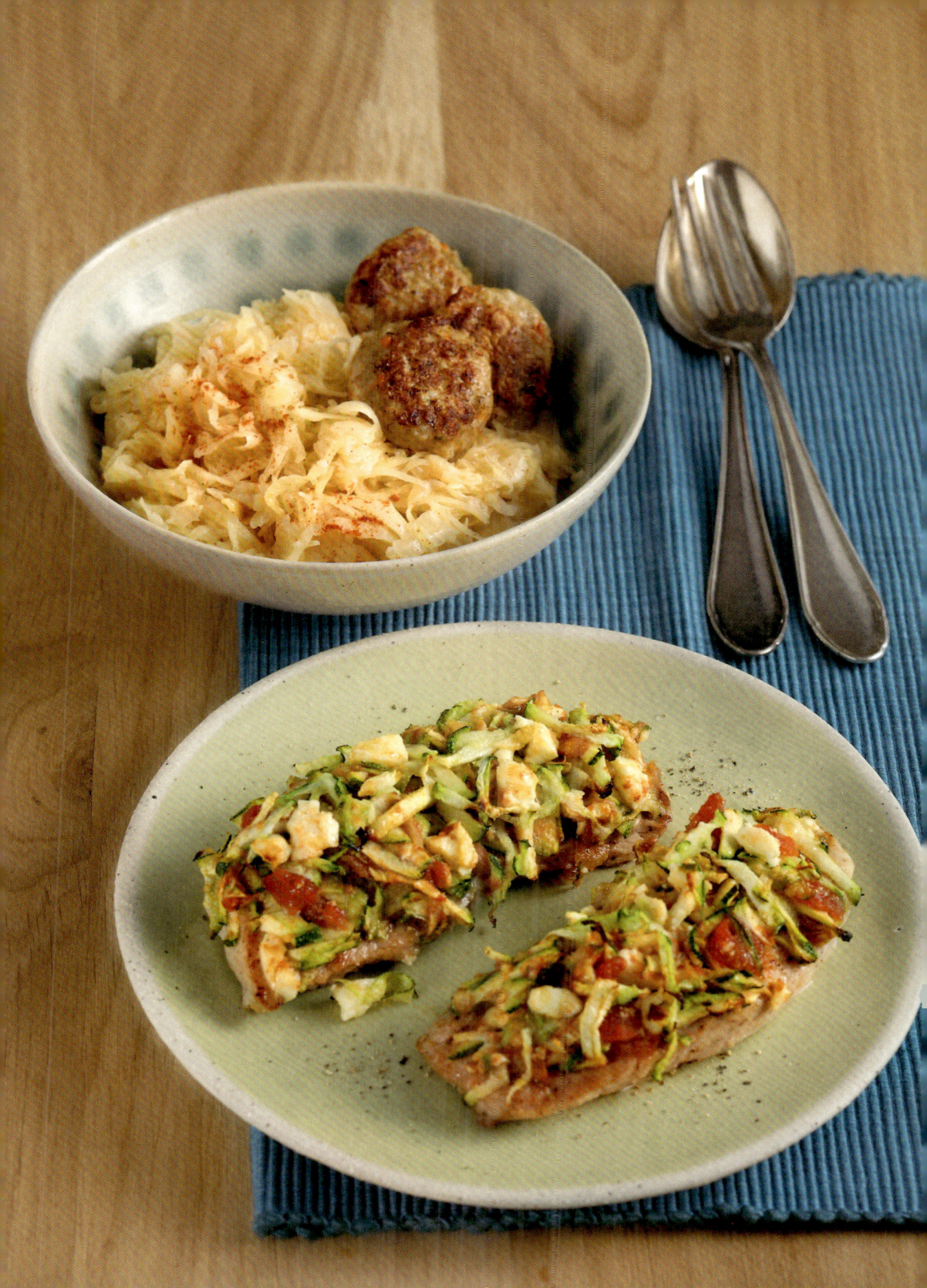

Buntes Gemüse mit Roastbeef

1 EL Olivenöl | 700 g TK-Gemüsemischung
(ohne Möhren und Mais) | Salz | Pfeffer |
3 EL Pesto genovese (aus dem Glas) |
200 g Roastbeef in dünnen Scheiben

Für 2 Personen | ⏱ 10 Min. Zubereitung
Pro Portion 350 kcal, 31 g EW, 21 g F, 8 g KH

1 Das Olivenöl in einer Pfanne erhitzen.
Die Gemüsemischung unaufgetaut in die
Pfanne geben. In ca. 5–7 Min. anbraten und
erhitzen, bis alles aufgetaut ist.

2 Das Gemüse in der Pfanne mit Salz und
Pfeffer würzen und das Pesto gut untermischen. Die Roastbeefscheiben auf zwei
Tellern anrichten, das Gemüse dazugeben
und servieren.

TIPP: Wer etwas mehr Zeit hat, verwendet 900 g
frisches gemischtes Gemüse je nach Saison (z. B.
Brokkoli, Zucchini und Paprikaschoten), putzt
und wäscht es und schneidet es dann in mundgerechte Stücke.

VARIANTE: Vegetarier braten sich 250 g Tofuschei-
ben oder Räuchertofu in einer Pfanne an und essen
diese statt Roastbeef dazu. Auch lecker schmeckt
gebratener Halloumi in Scheiben (Grillkäse, der
nicht verläuft) – der hat allerdings einen recht
hohen Fettgehalt. Pro Person sind nur ca. 50 g
erlaubt, wenn man den restlichen Tag fettarm
gegessen hat.

Schaschlik mit Paprika-gemüse aus dem Ofen

3 Zwiebeln | 4 rote Paprikaschoten (600 g) |
3 EL Tomatenmark | 1 TL Paprikapulver |
$1/2$ TL gemahlener Kümmel | 150 ml Brühe |
Salz | Pfeffer | 2 Paar Wiener Würstchen |
1 TL Öl

Außerdem: Auflaufform | 6 Holzspieße

Für 2 Personen | ⏱ 40 Min. Zubereitung
Pro Portion 300 kcal, 11 g EW, 21 g F, 14 g KH

1 Den Backofen auf 200° vorheizen. Die
Zwiebeln schälen, 1 Zwiebel in 3 cm breite
Streifen schneiden und beiseitelegen, die
anderen beiden Zwiebeln in feine Ringe
schneiden. Die Paprikaschoten putzen,
waschen, von Kernen und Scheidewänden
befreien und in mundgerechte Würfel
schneiden.

2 Das Tomatenmark mit Paprikapulver,
Kümmel und Brühe verrühren und kräftig
mit Salz und Pfeffer würzen. Die Zwiebel-
ringe und die Paprikawürfel damit in der
Auflaufform vermischen und im vorgeheizten Ofen (Mitte, Umluft 180°) ca. 20 Min.
garen, dabei zwei- bis dreimal umrühren.

3 In der Zwischenzeit die Wiener Würstchen
in 2 cm lange Stücke schneiden. Abwechselnd mit den Zwiebelstreifen auf die Holzspieße stecken. Von allen Seiten mit Öl
bepinseln. Nach Ende der Garzeit den Backofengrill zuschalten, die Würstchenspieße
auf das Ofengemüse legen und ca. 10 Min.
grillen, bis sie schön gebräunt sind.

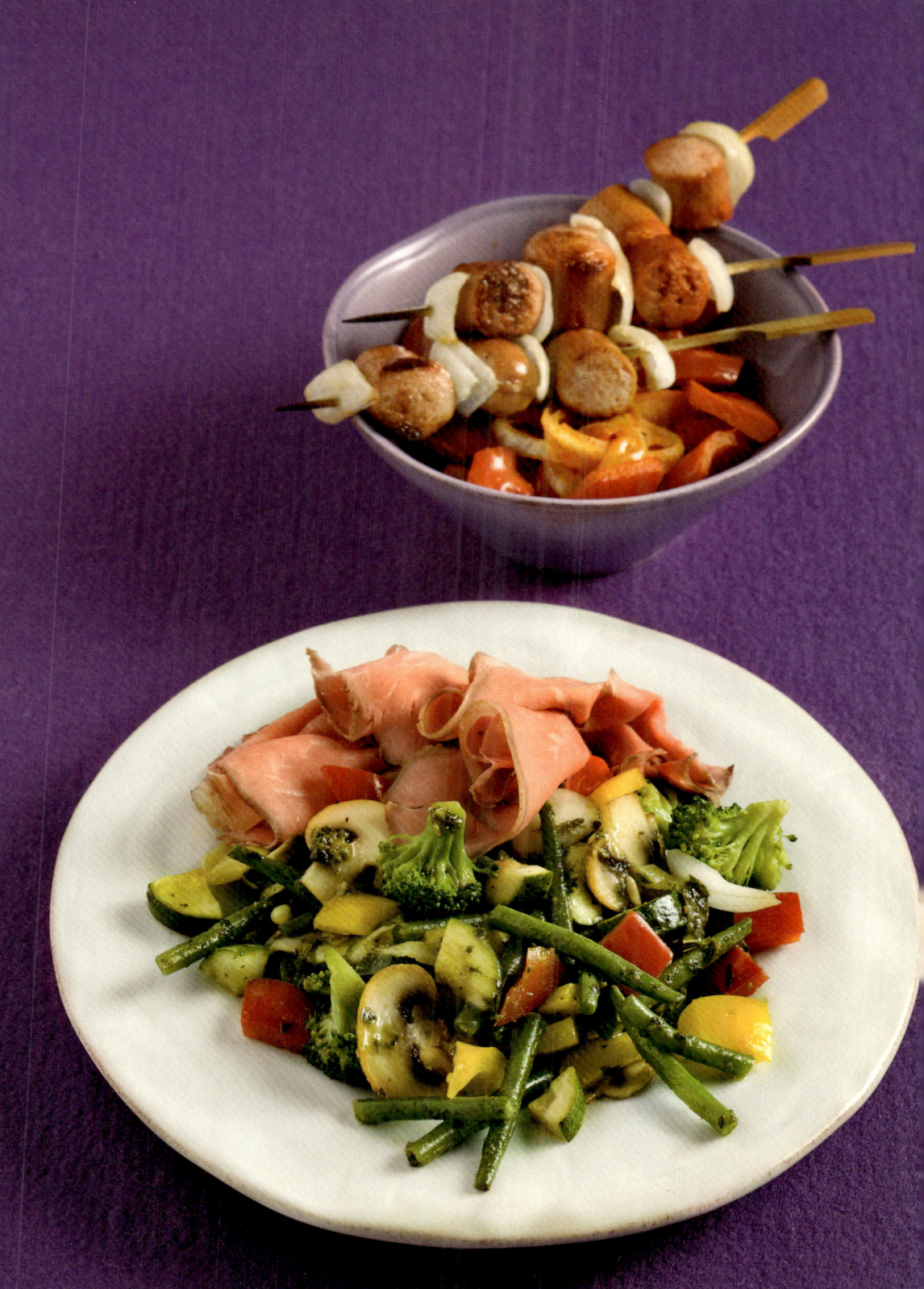

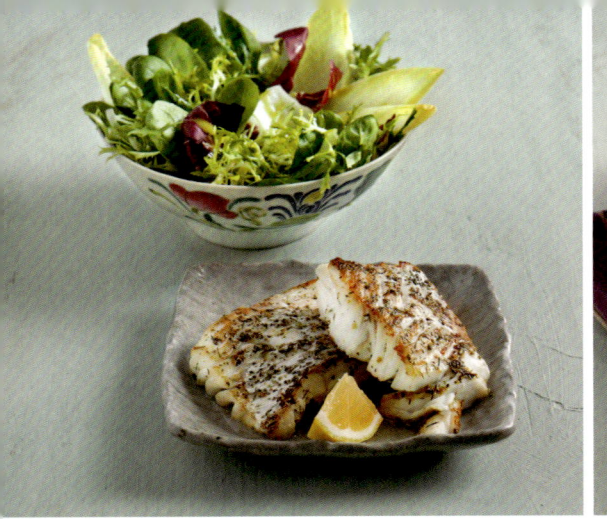

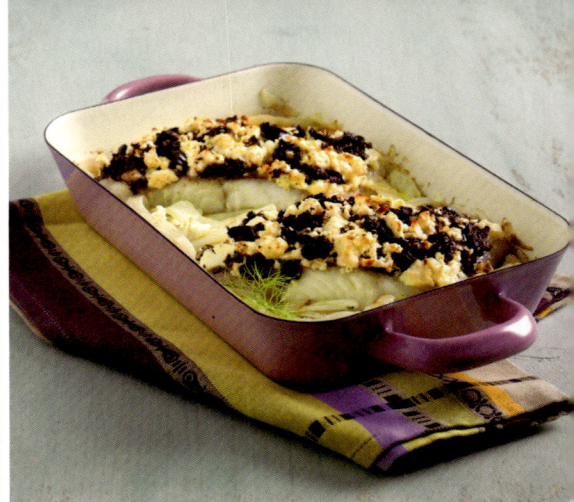

Gebratener Kabeljau mit Salatmischung

400 g Kabeljaufilet | Salz | Pfeffer | 3 EL Zitronensaft | 2 EL Kräuter der Provence | 3 EL Öl | 1 TL Senf | 1 TL Honig | 500 g Salatmischung (aus der Salattheke, hauptsächlich Blattsalate)

Für 2 Personen | ⏲ 10 Min. Zubereitung
Pro Portion 440 kcal, 57 g EW, 20 g F, 9 g KH

1 Den Fisch salzen und pfeffern, mit 1 EL Zitronensaft beträufeln und mit den Kräutern der Provence einreiben. 1 EL Öl in einer Pfanne erhitzen und den Fisch darin ca. 4–5 Min. von beiden Seiten anbraten.

2 Aus dem restlichen Öl und Zitronensaft, dem Senf, Honig, Salz und Pfeffer ein Dressing anrühren. Den Salat in eine Schüssel geben und mit dem Dressing gut mischen. Den Salat und den Kabeljau auf zwei Tellern verteilen und servieren.

Fischfilet-Fenchel-Auflauf

2 Fenchelknollen (600 g) | 2 EL Zitronensaft | Salz | Pfeffer | 300 g Seelachsfilet (frisch oder TK, aufgetaut) | 200 g Feta | 3 EL Olivenpaste (Tapenade) | Öl für die Form

Außerdem: Auflaufform

Für 2 Personen | ⏲ 15 Min. Zubereitung | 25 Min. überbacken
Pro Portion 475 kcal, 53 g EW, 25 g F, 9 g KH

1 Den Fenchel putzen, waschen, halbieren, den Strunk entfernen und die Fenchelhälften längs in Streifen schneiden. In die gefettete Auflaufform legen, mit Zitronensaft beträufeln und kräftig salzen und pfeffern.

2 Den Backofen auf 200° vorheizen. Den Seelachs salzen und pfeffern und auf das Fenchelbett legen. Feta mit einer Gabel zerkrümeln, mit der Olivenpaste vermengen und auf dem Seelachs verteilen. Im heißen Ofen (Mitte, Umluft 180°) ca. 25 Min. überbacken und auf zwei Tellern servieren.

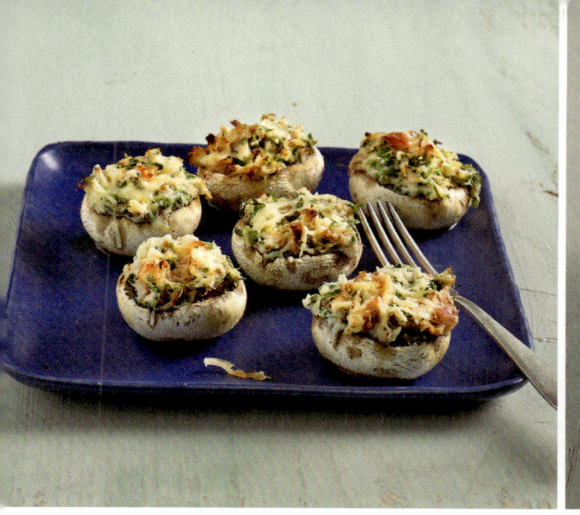
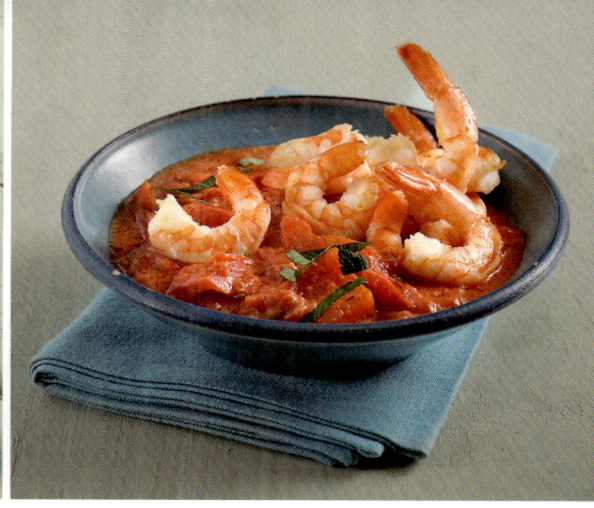

Riesenchampignons mit Käsefüllung

700 g Riesenchampignons | 100 g Räuchermakrele | 200 g Frischkäse light | 150 g geriebener Emmentaler | 8 EL gehackte Petersilie | Salz | Pfeffer | Öl für die Form

Außerdem: Auflaufform

Für 2 Personen | ⏲ 10 Min. Zubereitung |
20 Min. überbacken
Pro Portion 495 kcal, 58 g EW, 25 g F, 11 g KH

1   Backofen auf 200° (Umluft 180°) vorheizen. Champignons putzen, Stiele herausdrehen. Die Räuchermakrele mit einer Gabel in kleine Stücke zerteilen und mit Frischkäse, 100 g geriebenem Käse und der Petersilie vermischen. Mit Salz und Pfeffer würzen.

2   Champignons mit der Öffnung nach oben in die gefettete Auflaufform legen. Die Makrelen-Frischkäsemasse auf die Champignonköpfe verteilen und mit dem übrigen Käse bestreuen. Die Pilze im vorgeheizten Backofen (Mitte) 15–20 Min. gratinieren.

Garnelen mit Tomaten-Paprika-Gemüse

1 Knoblauchzehe | 200 g eingelegte Paprikaschoten (aus dem Glas) | 2 EL Öl | 1 Dose stück ge Tomaten (400 g Inhalt) | 2 TL Instant-Gemüsebrühe | 2 EL Tomatenmark | 2 EL Sahne | Salz | Pfeffer | 300 g geschälte rohe Garnelen (frisch oder TK)

Für 2 Personen | ⏲ 15 Min. Zubereitung
Pro Portion 345 kcal, 32 g EW, 20 g F, 9 g KH

1   Knoblauch schälen und fein würfeln. Die Paprikaschoten trocken tupfen, in kleine Würfel schneiden und mit dem Knoblauch in 1 EL Öl in einem Topf anbraten. Die Tomaten dazugeben und alles zusammen erhitzen. Die Brühe mit Tomatenmark und Sahne verrühren und unter das Gemüse rühren. Mit Salz und Pfeffer würzen und nochmals aufkochen lassen.

2   Das restliche Öl in einer Pfanne erhitzen und die Garnelen darin ca. 4 Min. anbraten. Mit Salz und Pfeffer würzen und zum Tomaten-Paprika-Gemüse servieren.

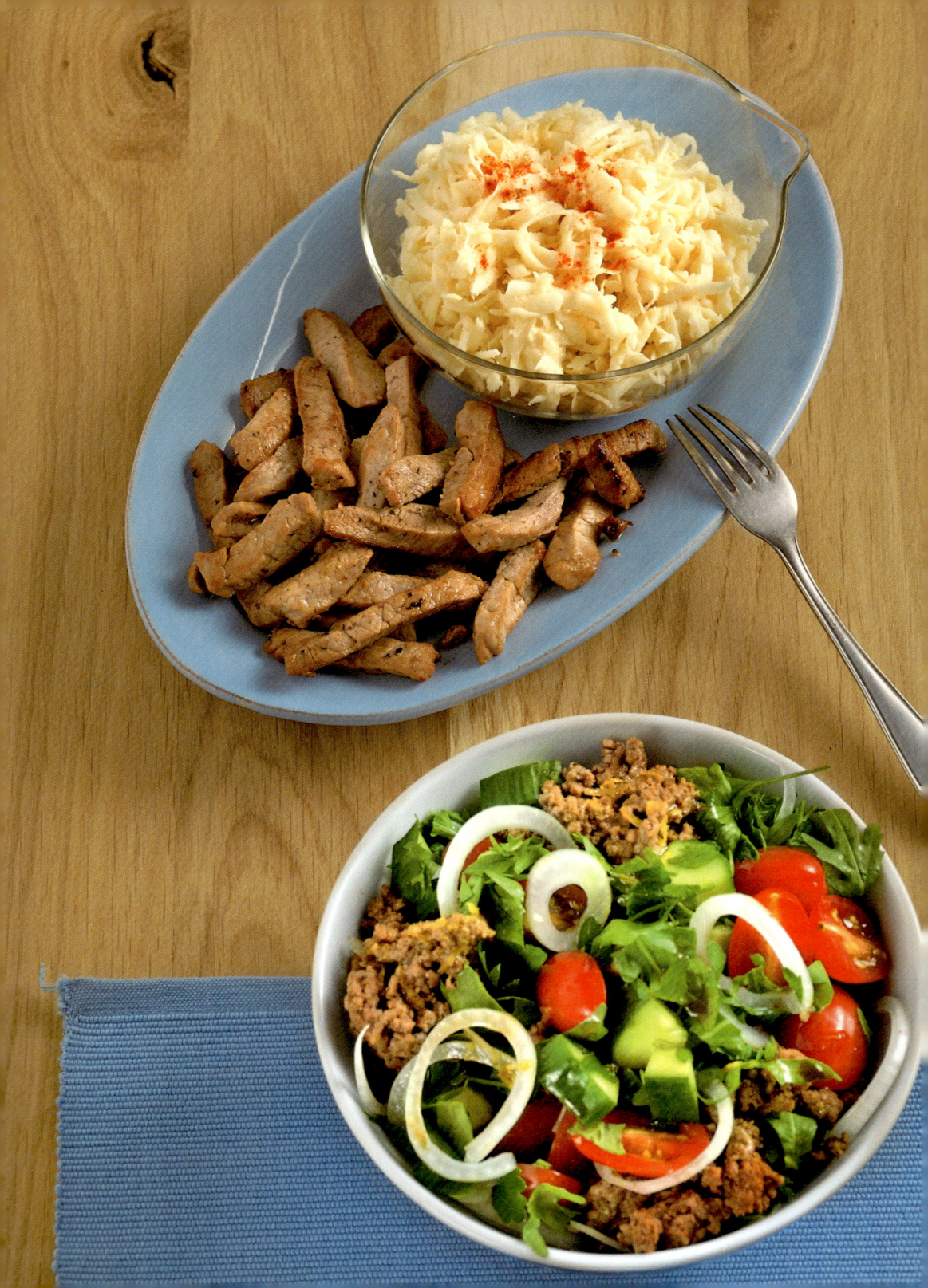

Schweinefilet mit Selleriesalat

400 g Knollensellerie | 2 EL Sojasauce | 3 EL Sahne | 1 EL Essig | $1/2$ TL edelsüßes Paprikapulver | $1/2$ TL Zucker | Salz | Pfeffer | 400 g Schweinefilet | 1 EL Olivenöl

Für 2 Personen | ⏱ 15 Min. Zubereitung
Pro Portion 415 kcal, 49 g EW, 20 g F, 9 g KH

1 Den Sellerie schälen und mit der Küchenmaschine oder der Rohkostreibe grob raspeln. In eine Schüssel geben und mit einem Dressing aus Sojasauce, Sahne, Essig, Paprikapulver, Zucker, Salz und Pfeffer verrühren.

2 Das Schweinefilet in feine Streifen schneiden. Das Öl in einer Pfanne erhitzen und das Fleisch darin scharf anbraten. Die Filetstreifen mit dem Salat auf zwei Tellern anrichten.

TIPP: Wenn es mal schnell gehen soll, verwenden Sie Selleriesalat aus dem Glas, lassen ihn gut abtropfen und mischen ihn mit dem Dressing von oben.

TIPPS FÜR MITTAGS: Um daraus einen Mittagsimbiss zu machen, braucht es nicht sehr viel. Genießen Sie den Selleriesalat pro Person mit 2 Scheiben Roggenbrot und einer Saftschorle (aus 300 ml Orangensaft und 300 ml Wasser) – schon hat das Gericht 7 SiS-Punkte. Wenn Sie noch 100 g Götterspeise als Dessert essen, sind Sie bei 8 SiS-Punkten.

VARIANTE FÜR MITTAGS: Sie können aber pro Person zusätzlich 2 Äpfel klein würfeln und unter den Salat mischen. Statt Fleischstreifen nehmen Sie 200 g magere Schinkenwürfel, braten sie ohne Fett kurz an und mischen sie unter den Salat. Dazu passen noch 2 Brötchen und eine Schorle aus 125 ml Apfelsaft und 125 ml Wasser. Das ergibt 8 SiS-Punkte.

Kräutersalat mit Rindfleisch

250 g Cocktailtomaten | 1 Salatgurke (ca. 300 g) | 1 Bund Petersilie | 2 Handvoll Rucola | 1 Zwiebel | 400 g Tatar | 2 EL Olivenöl | 1 TL Paprikapulver | Salz | Pfeffer | 3 EL Sojasauce | 3 EL Zitronensaft | abgeriebene Schale von $1/2$ Bio-Zitrone

Für 2 Personen | ⏱ 20 Min. Zubereitung
Pro Portion 445 kcal, 52 g EW, 19 g F, 14 g KH

1 Tomaten und Gurke waschen. Die Tomaten halbieren und die Gurke in kleine Würfel schneiden. Petersilie und Rucola waschen und gut trocken schütteln, dabei den Rucola verlesen und harte Stiele entfernen. Petersilie und Rucola grob hacken und zusammen mit den Tomaten und den Gurkenwürfeln in eine Schüssel geben. Die Zwiebel schälen, in feine Ringe schneiden und dazugeben.

2 Das Tatar in 1 EL Öl in einer Pfanne krümelig braten und mit Paprikapulver, Salz und Pfeffer kräftig würzen. Zu den Salatzutaten in die Schüssel geben und untermischen.

3 Für das Dressing das restliche Öl, Sojasauce, Zitronensaft und -schale mischen, mit Salz und Pfeffer abschmecken und über den Salat geben. Nochmals gut durchmischen und nach Belieben etwas ziehen lassen.

VARIANTE: Für Vegetarier eignen sich sehr gut Sojaschnetzel statt Tatar – einfach anbraten und unter den Salat mischen.

Auberginen-Zucchini-Teller

1 große Aubergine (400 g) | 2 mittelgroße Zucchini (400 g) | 2 EL Olivenöl | Salz | Pfeffer | 125 g Mozzarella light | 1 Handvoll Rucola | 1 EL Pesto genovese (aus dem Glas) | 50 ml Gemüsebrühe | 2 EL Aceto balsamico

Für 2 Personen | 🕐 30 Min. Zubereitung
Pro Portion 260 kcal, 19 g EW, 19 g F, 11 g KH

1 Aubergine und Zucchini waschen, abtrocknen, quer in 1 cm dicke Scheiben schneiden und in einer Schüssel mit dem Olivenöl mischen. Eine Grillpfanne erhitzen und die Gemüsescheiben portionsweise darin von beiden Seiten jeweils ca. 2 Min. scharf anbraten. Salzen und pfeffern.

2 Den Mozzarella abtropfen lassen und in $1/2$ cm dicke Scheiben schneiden. Den Rucola verlesen, waschen, trocken schütteln und grob hacken. Gemüse- und Mozzarellascheiben auf zwei Tellern abwechselnd dachziegelartig anrichten.

3 Für das Dressing das Pesto mit der Gemüsebrühe glatt rühren und mit Salz, Pfeffer und Balsamico abschmecken. Die Sauce über Auberginen, Zucchini und Käse träufeln und den Rucola darüberstreuen.

VARIANTE 1: Den Mozzarella durch 125 g Ziegenkäserolle ersetzen und nach Belieben vor dem Servieren 5 Min. unter den Backofengrill stellen. Den Gemüse-Käse-Teller erst danach mit dem Dressing beträufeln.

VARIANTE 2: Klassisch, schnell und lecker: Caprese. Dafür 5 Strauchtomaten waschen, von den Stielansätzen befreien und in Scheiben schneiden. Tomaten- und Mozzarellascheiben dachziegelartig auf einer Servierplatte anrichten, leicht salzen und pfeffern und mit dem Dressing beträufeln.

TIPPS: Statt Rucola schmeckt auch ein Topping aus 2 EL gerösteten Pinienkernen und frischen Basilikumblättchen.
Die gebratenen Gemüsescheiben schmecken ohne Mozzarella sehr gut zu einem gebratenen Lachsfilet. 100 g Lachs pro Portion sind erlaubt, um die vorgegebene Fettmenge nicht zu überschreiten. Dann die Gemüsemenge halbieren.

TIPP FÜR MITTAGS: Bereiten Sie gleich die eineinhalbfache Menge an Gemüse sowie die doppelte Menge Dressing zu und genießen Sie am nächsten Tag mittags das Auberginen-Zucchini-Gemüse als Nudelsalat. Dazu die übrige halbe Portion der gebratenen Auberginen- und Zucchinischeiben grob würfeln. 60 g Mozzarella ebenfalls würfeln. Pro Person 125 g Nudeln (z. B. Penne oder Farfalle) in kochendem Salzwasser nach Packungsangabe al dente kochen, in ein Sieb gießen, gut abtropfen lassen und anschließend samt Dressing unter das Gemüse mischen. Ergibt **8 SiS-Punkte.**

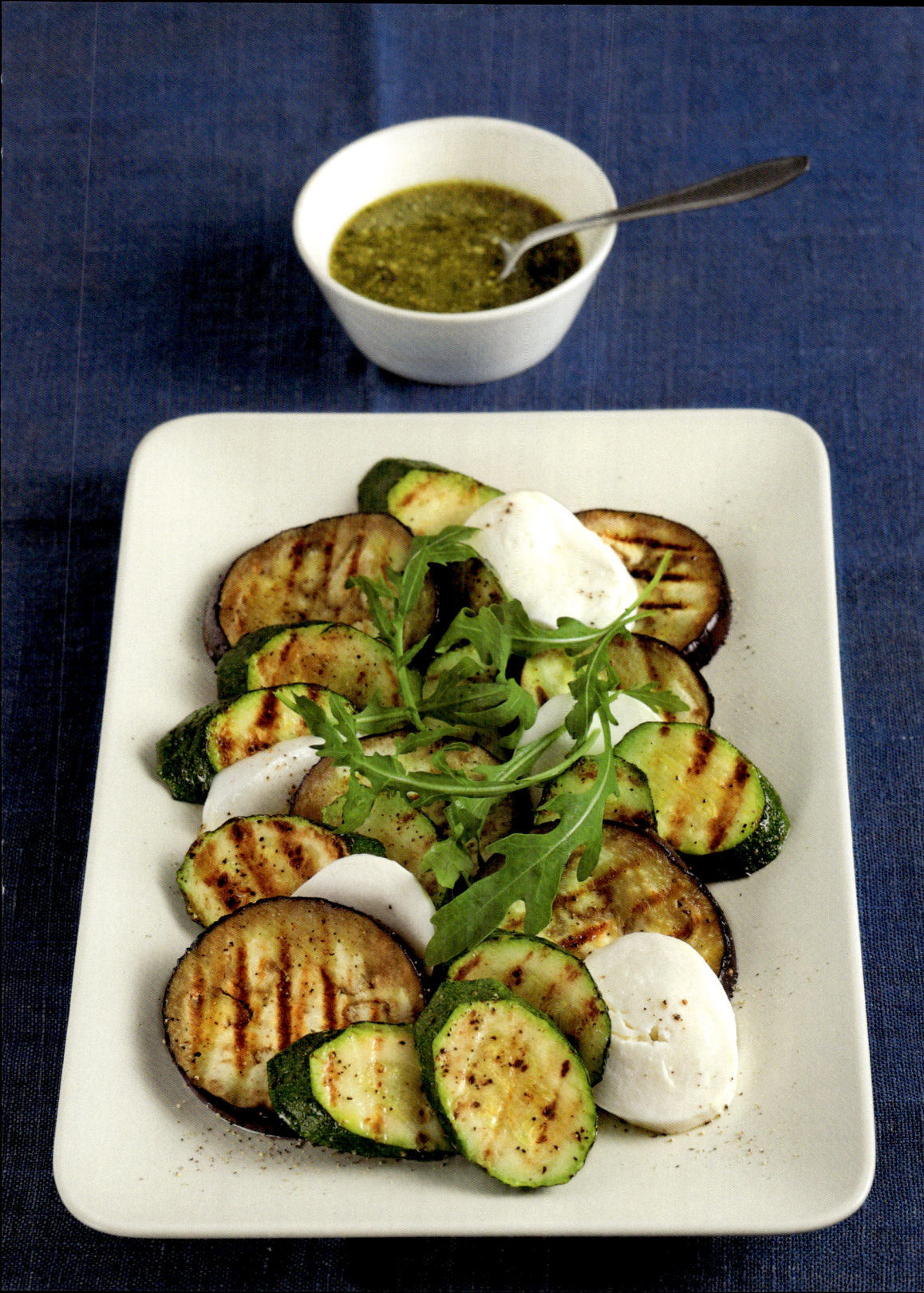

Gebratene Pilze mit Blattsalat

300 g große Champignons | 3 EL Olivenöl | 200 g gewürfelter Kochschinken (aus dem Kühlregal) | Salz | Pfeffer | 1 TL mittelscharfer Senf | 300 g Blattsalatmischung (aus der Salattheke, z. B. mit Spinat, Lollo rosso, Lollo bianco) | 2 EL Aceto balsamico | 50 ml Gemüsebrühe

Für 2 Personen | ⊚ 20 Min. Zubereitung
Pro Portion 310 kcal, 30 g EW, 19 g F, 3 g KH

1 Champignons bei Bedarf abbürsten, putzen und in Scheiben schneiden. In einer Pfanne 1 EL Olivenöl erhitzen, die Schinkenwürfel darin bei mittlerer Hitze 2–3 Minuten anbraten. Die Pilze zugeben und so lange mitbraten, bis alle Flüssigkeit verdampft ist. Salzen, pfeffern und mit Senf abschmecken.

2 Die Blattsalatmischung in eine Schüssel geben. Balsamico und übriges Olivenöl mit der Brühe verrühren und mit Salz und Pfeffer würzen. Dressing zum Salat geben und gut miteinander mischen. Den Blattsalat auf zwei Tellern anrichten. Die Pilz-Schinken-Mischung darauf verteilen und servieren.

TIPP: Das Dressing lässt sich gut auf Vorrat zubereiten. Rühren Sie die vierfache Menge des Dressings an. In einem Schraubglas im Kühlschrank aufbewahrt, hält es sich ca. 1 Woche. Senf, getrocknete Kräuter oder gehackte TK-Kräuter sorgen für Aromenvielfalt.

 Viermal Salat-Dressing für den Vorrat

Für abends:
Joghurt-Dressing (ca. 300 ml; 5–6 Portionen): 200 g Joghurt (1,5 % Fett), 4 EL Weißweinessig und 50 ml Gemüsebrühe verrühren. Salzen, pfeffern. Nach Belieben fein gehackten Knoblauch, etwas Senf, edelsüßes Paprika- oder Currypulver oder Kräuter unterrühren. Passt zu Blattsalat mit Fisch oder Fleisch und Nudelsalat.

Vinaigrette (ca. 350 ml; 6–7 Portionen): 8 EL Weißweinessig, 8 EL Olivenöl, 200 ml Gemüsebrühe und 3 TL mittelscharfen Senf verrühren, salzen und pfeffern. Nach Belieben mit Knoblauch, Frühlingszwiebeln oder Kräutern verfeinern. Passt zu Kartoffel-, Blatt- und gemischtem Gemüsesalat.

Für mittags:
Cocktail-Dressing (ca. 250 ml; 4–5 Portionen): 4 EL Ketchup, 1 EL fettreduzierte Mayonnaise, 4 EL Kondensmilch und 150 ml Gemüsebrühe miteinander verrühren und mit Salz, Pfeffer und nach Belieben etwas Tabasco abschmecken. Passt zu gemischten Salaten (auch mit Fleisch und Fisch).

Honig-Olivenöl-Dressing (ca. 250 ml; 4–5 Portionen): 8 EL Zitronensaft mit 8 EL Olivenöl, 2 EL flüssigem Honig und 50 ml Wasser verrühren. Leicht salzen und pfeffern. Passt zu Blattsalaten getoppt mit Obst, rohem Schinken und/oder Käse.

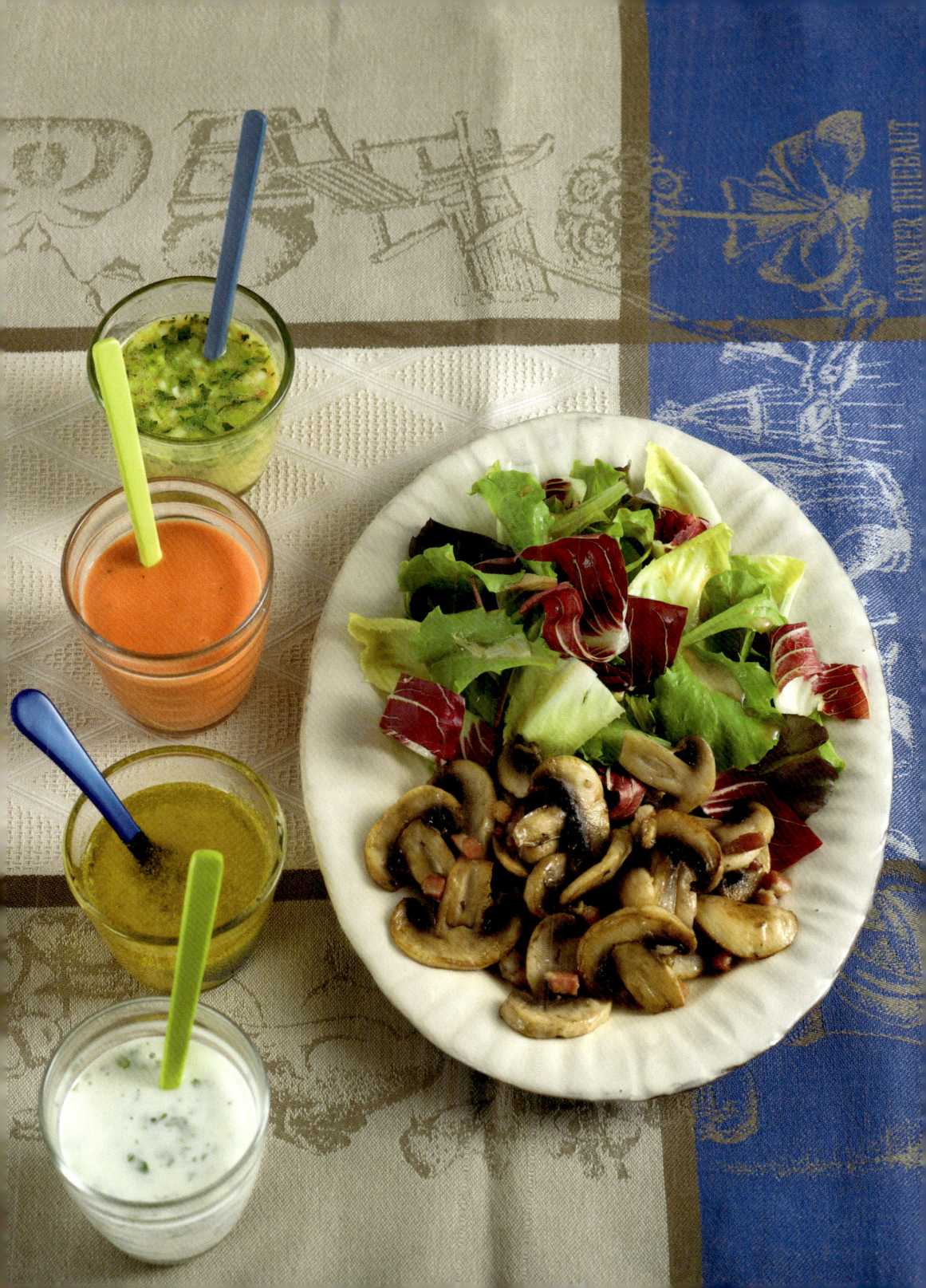

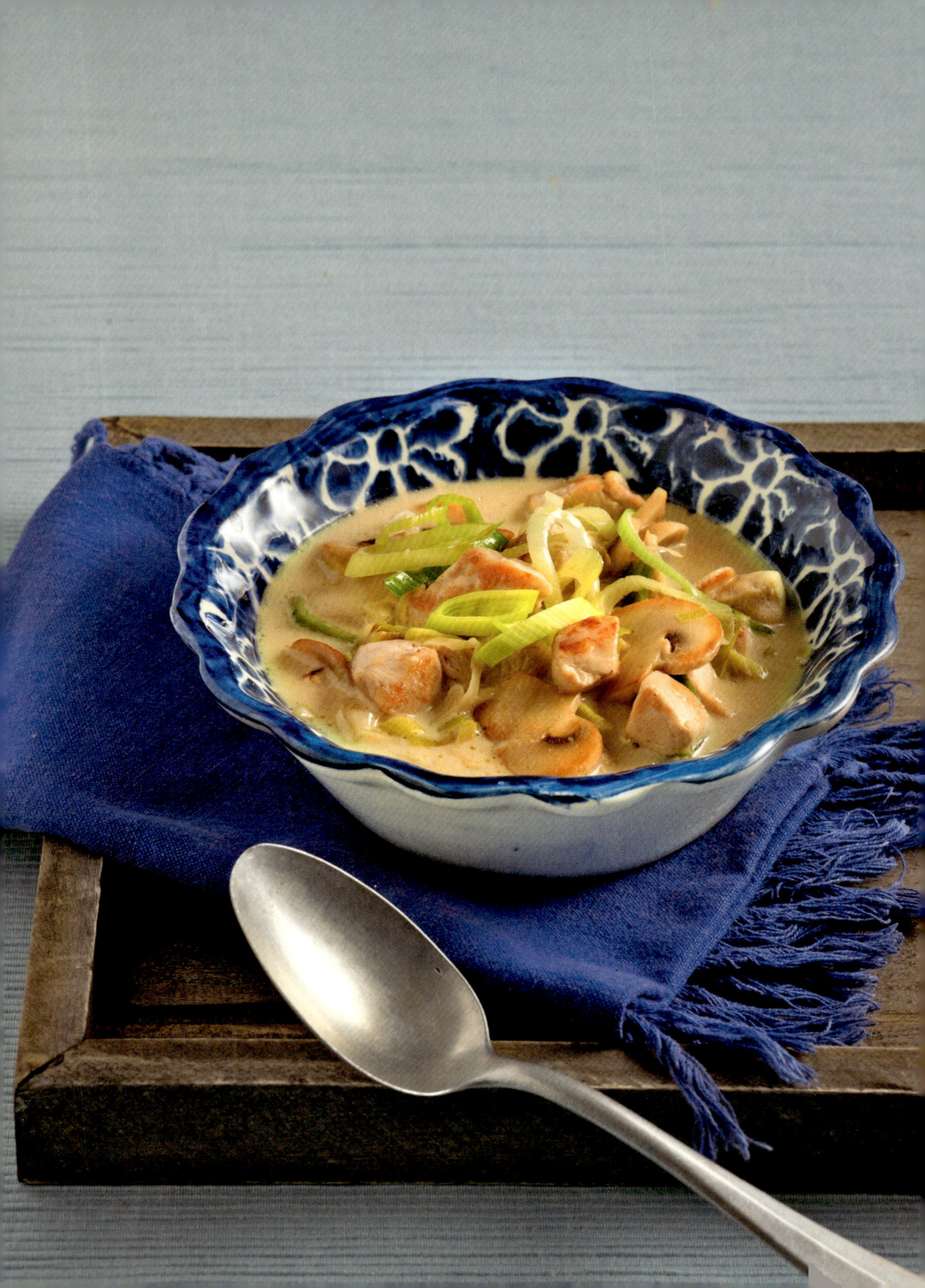

Lauch-Geflügel-Suppe

150 g Hähnchenbrustfilet | 2 kleine Stangen Lauch (300 g) | 1 EL Öl | 350 g Champignonscheiben (TK oder frisch geschnitten) | 800 ml Hühnerbrühe | 150 g Schmelzkäse | Salz | Pfeffer

Für 2 Personen | ⊚ 25 Min. Zubereitung
Pro Portion 410 kcal, 40 g EW, 23 g F, 12 g KH

1 Das Hähnchenbrustfilet in mundgerechte Würfel schneiden. Lauch putzen, waschen und in feine Ringe schneiden. Das Öl in einem Topf erhitzen und die Hähnchenwürfel darin scharf anbraten. Lauch und Champignons dazugeben und zusammen ca. 5 Min. unter Rühren braten.

2 Die Brühe dazugießen, einmal aufkochen lassen und den Schmelzkäse in die Suppe einrühren. Die Suppe ca. 5 Min. kochen lassen und vor dem Servieren mit Salz und Pfeffer abschmecken.

VARIANTEN: Als vegetarische Variante können Sie das Hähnchenfleisch weglassen, die doppelte Portion Champignonscheiben verwenden und die Hühnerbrühe durch Gemüsebrühe ersetzen. Und statt Hähnchenbrust schmeckt auch 200 g angebratenes Tatar in der Suppe.

TIPP FÜR MITTAGS: Wenn Sie die Flüssigkeitsmenge auf 1 l erhöhen und 500 g Kartoffelwürfel in der Suppe mitgaren, dann haben Sie eine Suppe für zwei mit jeweils **4 SiS-Punkten**. Mit 1 Brötchen und 350 ml Orangensaft pro Person wird die Lauch-Geflügel-Suppe zum vollwertigen Mittagsgericht mit **8 SiS-Punkten.**

Hühner-Gemüse-Suppe

800 ml Hühnerbrühe | 150 g Hähnchenbrustfilet | 1 kleiner Zucchino (150 g) | 1 Stück Lauch (200 g) | 200 g Staudensellerie | 1/2 Bund Petersilie | 2 Eier | 100 ml Milch | Salz | Pfeffer | Muskatnuss

Für 2 Personen | ⊚ 45 Min. Zubereitung
Pro Portion 280 kcal, 34 g EW, 11 g F, 11 g KH

1 Die Brühe in einen Topf geben und erhitzen. Das Hähnchenbrustfilet in mundgerechte Streifen schneiden und in die heiße Brühe legen und in ca. 10 Min. garen lassen. Inzwischen das Gemüse putzen und waschen. Den Zucchino in kleine Würfel und den Lauch in feine Ringe schneiden. Staudensellerie ebenfalls in Ringe schneiden. Petersilie waschen, trocken schütteln und fein hacken. Staudensellerie mit Zucchino und Lauch zur heißen Brühe geben. ca. 5–7 Min. leicht köcheln lassen.

2 Für den Eierstich die Eier mit Milch, Salz, Pfeffer und etwas frisch geriebener Muskatnuss verquirlen und in eine hitzebeständige, gefettete Form gießen. In einem Topf mit Deckel so viel Wasser erhitzen, dass die Form zur Hälfte im Wasser steht. Den Eierstich bei kleiner Hitze im geschlossenen Topf ca. 25–30 Min. stocken lassen. Dann den Eierstich aus der Form lösen, stürzen und in kleine Würfel schneiden.

3 Zum Anrichten den Eierstich und die Petersilie auf zwei Suppenteller verteilen. Die Brühe mit Hähnchenfleisch und Gemüse darübergießen.

Zucchinisuppe mit Pfeffermakrele

1 großer Zucchino (400 g) | 1 EL Öl | 800 ml Gemüsebrühe | 180 g geräucherte Pfeffermakrele | Salz | Pfeffer

Für 2 Personen | ⊕ 20 Min. Zubereitung
Pro Portion 315 kcal, 23 g EW, 23 g F, 6 g KH

1   Den Zucchino waschen und putzen und in kleine Stücke schneiden. Das Öl in einem Topf erhitzen, die Zucchinostücke darin in ca. 3 Min. anbraten und mit der Gemüsebrühe aufgießen. Die Suppe gut 10 Min. kochen lassen.

2   In der Zwischenzeit die Makrele mit einer Gabel in mundgerechte Stücke zerteilen und auf zwei Suppenteller verteilen. Die Suppe mit einem Pürierstab fein pürieren, mit Salz und Pfeffer abschmecken und auf die Makrelenstücke gießen.

TIPP: Wer tagsüber Fett gespart hat, kann die Suppe auch noch mit 1 EL halbsteif geschlagener Sahne oder Schmand toppen.

VARIANTE: Probieren Sie doch statt Pfeffermakrele entweder Räucherlachs oder angebratene krosse Speckstreifen.

TIPPS FÜR MITTAGS: Wenn Sie zur Suppe pro Portion 2 Scheiben Bauernbrot essen und 1 Flasche (330 ml) Bionade dazutrinken, liegen Sie bei 6 SiS-Punkten – dann sind als Nachtisch noch 1 mittelgroße Banane oder 2 Kugeln fettarmes Eis drin, um auf 8 SiS-Punkte zu kommen.

Paprikasuppe mit Lammstreifen

2 gelbe und 1 rote Paprikaschote | 1 Zwiebel | 2 EL Öl | 800 ml Gemüsebrühe | 300 g Lammfilet | Salz | Pfeffer | 2 EL Sojasauce

Für 2 Personen | ⊕ 40 Min. Zubereitung
Pro Portion 365 kcal, 37 g EW, 19 g F, 9 g KH

1   Die Paprikaschoten putzen, waschen und in Stücke schneiden. Die Zwiebel schälen, halbieren und in feine Würfel schneiden.

2   1 EL Öl in einem Topf erhitzen und die Zwiebelwürfel darin anbraten. Die Paprikastücke dazugeben und kurz mitbraten. Die Gemüsebrühe angießen, umrühren und ca. 15 Min. kräftig kochen lassen, bis die Paprikastücke weich sind.

3   Inwischen das Lammfilet in feine Streifen schneiden und im übrigen Öl in einer heißen Pfanne rundherum anbraten. Die Suppe mit einem Pürierstab fein pürieren, mit Salz und Pfeffer abschmecken und mit der Sojasauce würzen. Die Lammfiletstreifen zur Suppe geben und servieren.

VARIANTE: Für eine vegetarische Einlage werden 100 g kleine Paprikawürfel in etwas Butter weich gedünstet und in der Suppe mit 1 EL Schmand angerichtet.

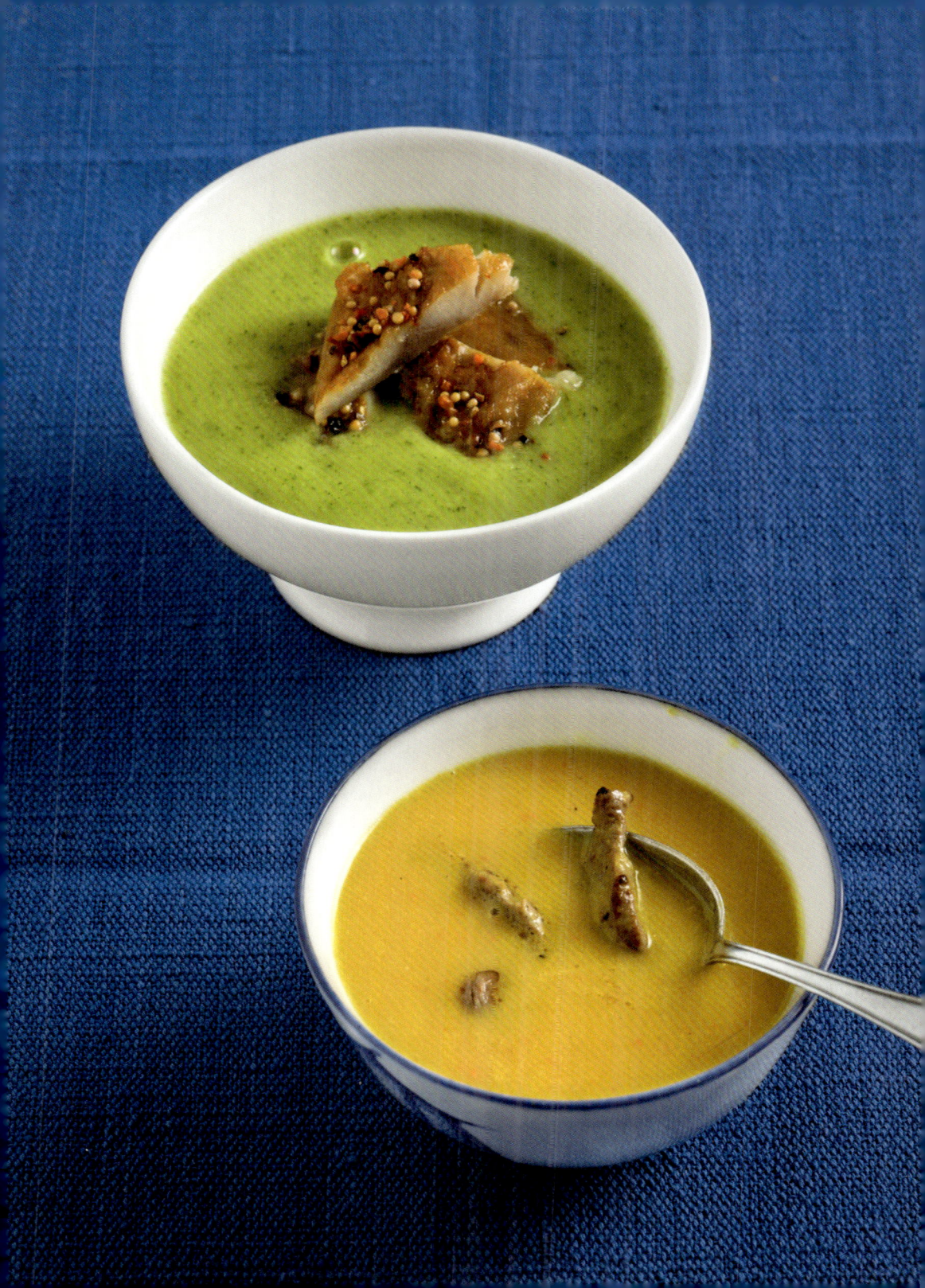

Überbackene Nuss-Zucchini

600 g Zucchini | 10 g Pinienkerne | 10 g Walnusskerne | 10 g gemahlene Haselnüsse | 10 g gemahlene Mandeln | 125 g Mozzarella light | 50 g Gorgonzola | Salz | Pfeffer | Backpapier

Für 2 Personen | 15 Min. Zubereitung | 25 Min. Überbacken
Pro Portion 370 kcal, 25 g EW, 26 g F, 9 g KH

1 Zucchini putzen, waschen und längs in ca. $^1/_2$ cm dicke Scheiben schneiden. Ein Backblech mit Backpapier auslegen und die Zucchinischeiben darauf auslegen. Pinienkerne und Walnusskerne grob hacken und mit den gemahlenen Haselnüssen und Mandeln mischen. Mozzarella und Gorgonzola in kleine Würfel schneiden.

2 Den Backofen auf 180° vorheizen. Die Nussmischung auf den Zucchinischeiben verteilen, salzen und pfeffern und mit den Käsewürfeln belegen. Das Blech in den Ofen schieben (Mitte, Umluft 160°) und ca. 25 Min. überbacken. Auf zwei Tellern anrichten und servieren.

VARIANTE: Sie haben keine Lust auf Zucchini? Dieses Gericht funktioniert genauso gut mit Tomaten- oder Auberginenscheiben.

TIPP: Die Käse-Nuss-Brösel geben jedem Nudel- oder Gemüseauflauf den letzten Kick. Sie können auch statt Mozzarella mal frisch geriebenen Parmesan oder anderen Hartkäse mit gemahlenen und gehackten Nüssen und Gorgonzola mischen – probieren Sie einfach aus, was Ihnen schmeckt.

TIPP FÜR MITTAGS: Füllen Sie doch Pfannkuchen mit den überbackenen Zucchini. Am besten, Sie schneiden die fertigen Zucchini in mundgerechte Würfel und wickeln sie mit etwas frischen Sprossen und wenig fettarmem Frischkäse in die Teigfladen. Pfannkuchen sind ganz leicht selbst gemacht: Mischen Sie 125 g Mehl, 200 ml Milch, etwas Salz und 1 Ei zu einem glatten Teig. Den Teig portionsweise in einer leicht gefetteten Pfanne ausbacken. Diese Menge reicht für 2 Personen, und mit der Zucchini-Frischkäse-Sprossenfüllung hat das Gericht dann **5 SiS-Punkte** pro Portion.

 **INFO**

Wahre Wunderpakete

Nüsse und Samen strotzen nur so vor Energie – wegen ihres hohen Gehalts an hochwertigem Eiweiß, Fett und Mineralstoffen sollten sie stets Bestandteil eines ausgewogenen Speiseplans sein. Nüsse und Samen – egal ob Erdnüsse, Haselnüsse, Cashewkerne, Kürbiskerne, Mandeln, Pinienkerne, Sesamsamen oder auch Walnüsse – sind sehr vielseitig verwendbar und schmecken in Müslis, Salaten, süßen und herzhaften Backwaren oder einfach pur zum Knabbern. Vor allem wer wenig Milchprodukte verzehrt, sollte sich täglich ein paar Nüsse zum Knabbern bereithalten, um den Eiweiß-, Eisen- und Kalziumbedarf zu decken. Wegen Ihres hohen Fettgehalts werden Nüssen und Samen schnell ranzig und sollten deswegen kühl und trocken, am besten in einem luftdicht verschlossenen Behälter im Kühlschrank nicht länger als ein paar Wochen aufbewahrt werden. Ganze Nüsse mit Schale halten sich dagegen je nach Sorte 2–9 Monate.

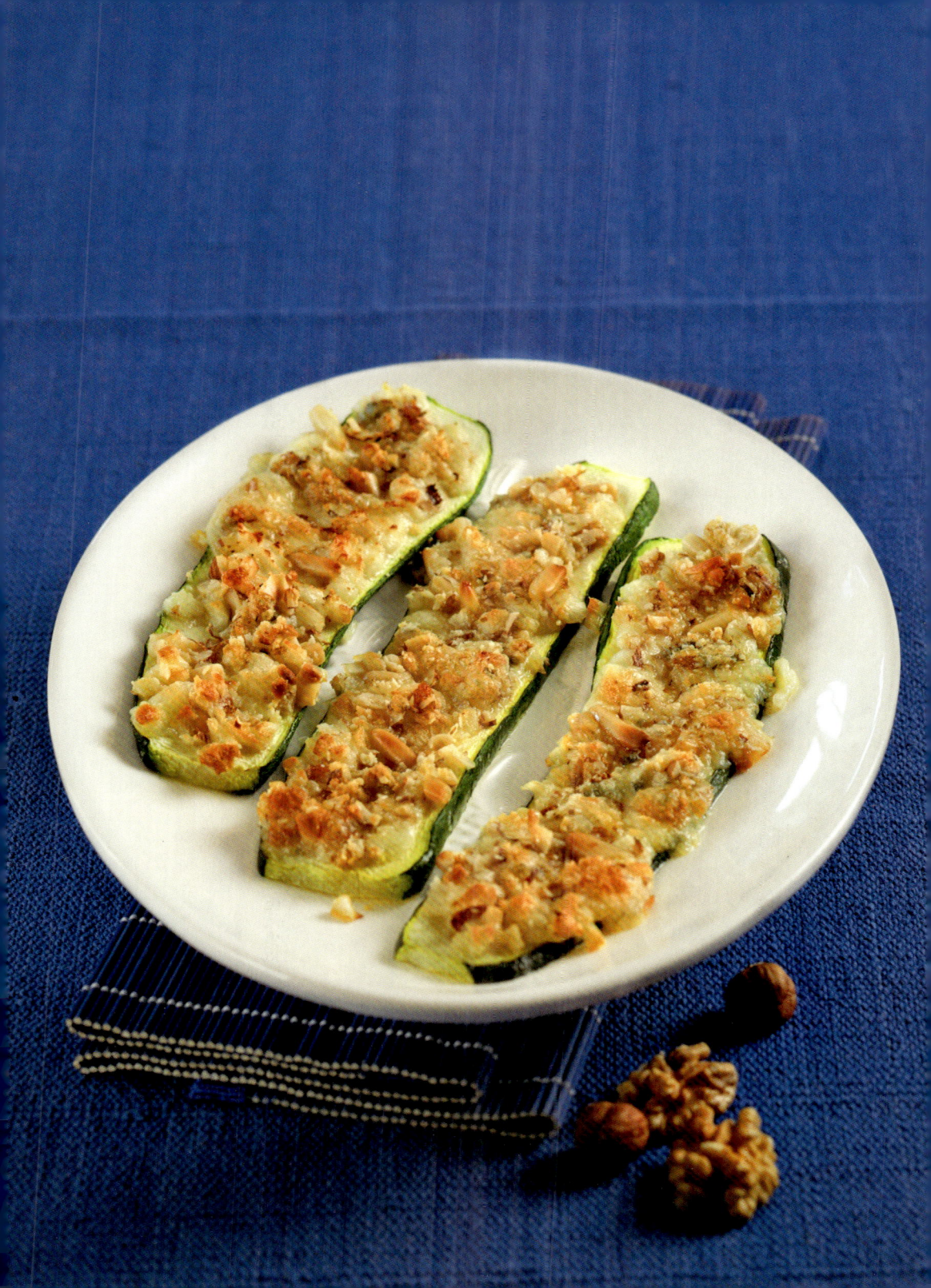

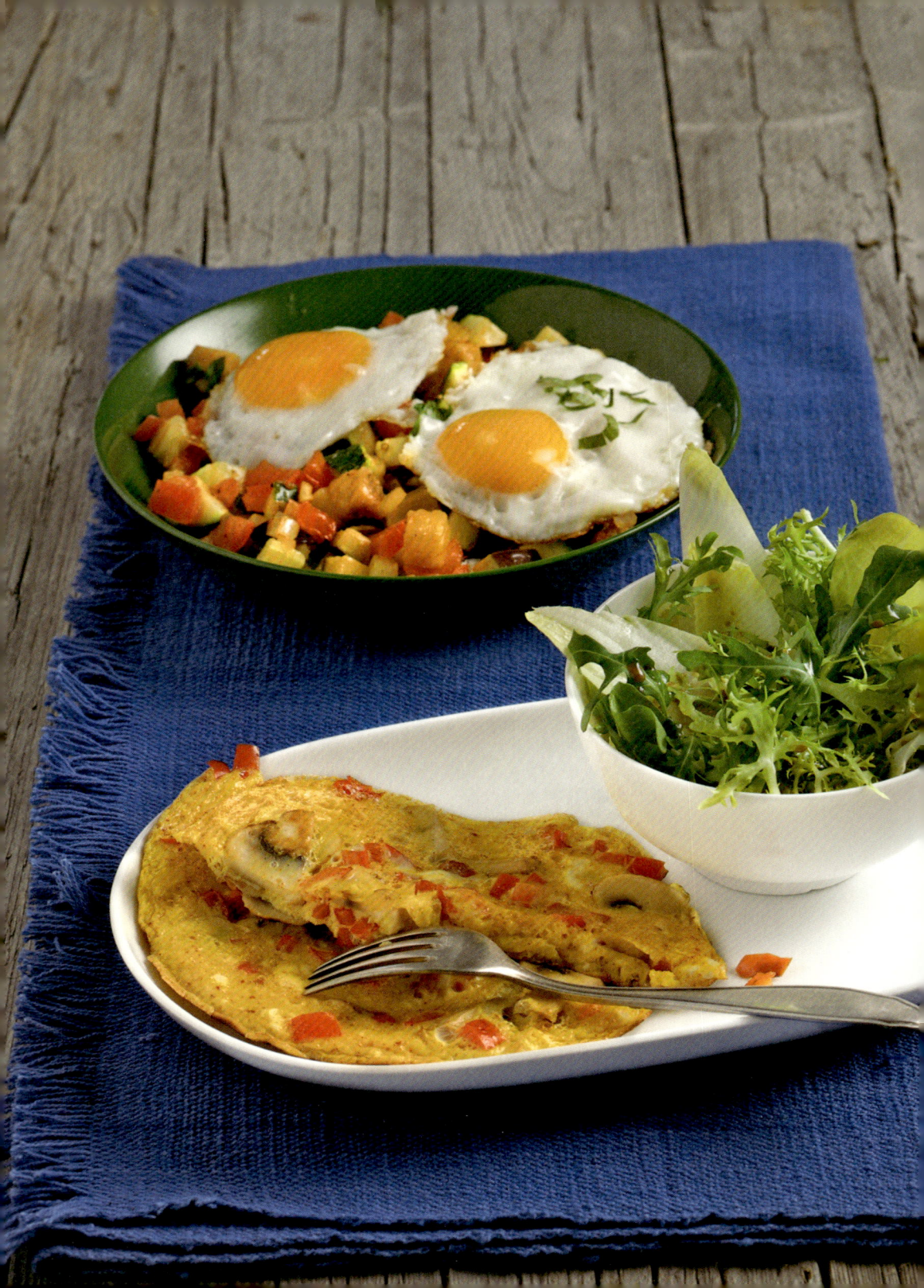

Gemüse-Spiegeleier

1 mittelgroßer Zucchino (300 g) | 1 kleine
Aubergine (300 g) | 300 g Tomaten |
2 Zwiebeln | 2 EL Öl | Salz | Pfeffer |
1 TL rosenscharfes Paprikapulver | 4 Eier |
2 EL gehackte TK-Petersilie

Für 2 Personen | ⊕ 30 Min. Zubereitung
Pro Portion 365 kcal, 21 g EW, 25 g F, 13 g KH

1 Zucchino, Aubergine und Tomaten waschen und putzen, Zucchino und Aubergine
in kleine Würfel schneiden. Die Tomaten
halbieren, die Stielansätze entfernen und
das Fruchtfleisch in kleine Stücke schneiden. Die Zwiebeln schälen und fein würfeln.

2 Das Öl in einem Topf oder einer Pfanne
mit hohem Rand erhitzen und die Zwiebeln
darin anbraten. Zucchino und Auberginen
zufügen, mit Salz, Pfeffer und Paprikapulver
mischen und bei kleiner Hitze 4 Min. schmoren lassen. Die Tomaten zugeben und weitere 4 Min. schmoren lassen.

3 Die Eier nebeneinander als Spiegeleier
auf das Gemüse geben und bei geschlossenem Deckel ca. 10 Min. stocken lassen. Zum
Servieren mit der gehackten Petersilie bestreuen und auf zwei Tellern anrichten.

VARIANTEN: Sie können dieses Gemüse – ohne
Spiegeleier darauf – auch wunderbar zu einem
gegrillten Hähnchen (ohne Haut) verzehren oder
ein schönes Stück Rindfleisch pur dazu braten.

TIPP FÜR MITTAGS: Servieren Sie pro Portion zum
Gemüse 300 g gekochten Reis (aus 100 g rohem
Reis) – das ergibt dann **8 SiS-Punkte**.

Gemüse-Rührei

6 Eier | 1 TL Currypulver | Salz | Pfeffer |
80 g Champignons | 2 rote Paprikaschoten
(300 g) | 2 TL Öl | 2 EL Aceto balsamico |
2 EL Zitronensaft | 1 TL mittelscharfer Senf |
250 g Blattsalatmischung (aus der Salattheke)

Für 2 Personen | ⊕ 20 Min. Zubereitung
Pro Portion 355 kcal, 27 g EW, 25 g F, 7 g KH

1 Die Eier mit Currypulver, Salz und Pfeffer
verquirlen. Die Champignons putzen und in
kleine Würfel schneiden. Die Paprikaschoten
ebenfalls putzen, waschen, von Kernen und
Scheidewänden befreien und in kleine Würfel
schneiden.

2 Die Hälfte des Öls in einer Pfanne erhitzen,
die Gemüsewürfel darin scharf anbraten und
die Eiermischung daraufgießen. Das Ei ca.
1 Min. stocken lassen. Mit einem Bratenwender wenden und erneut stocken lassen.
Die Eier-Gemüse-Masse nun so lange unter
Rühren braten, bis sie fest ist.

3 Das restliche Öl mit dem Essig, Zitronensaft und Senf zu einem Dressing verrühren.
Den Salat in einer Schüssel mit dem Dressing
mischen. Das Rührei mit dem Salat auf zwei
Tellern servieren.

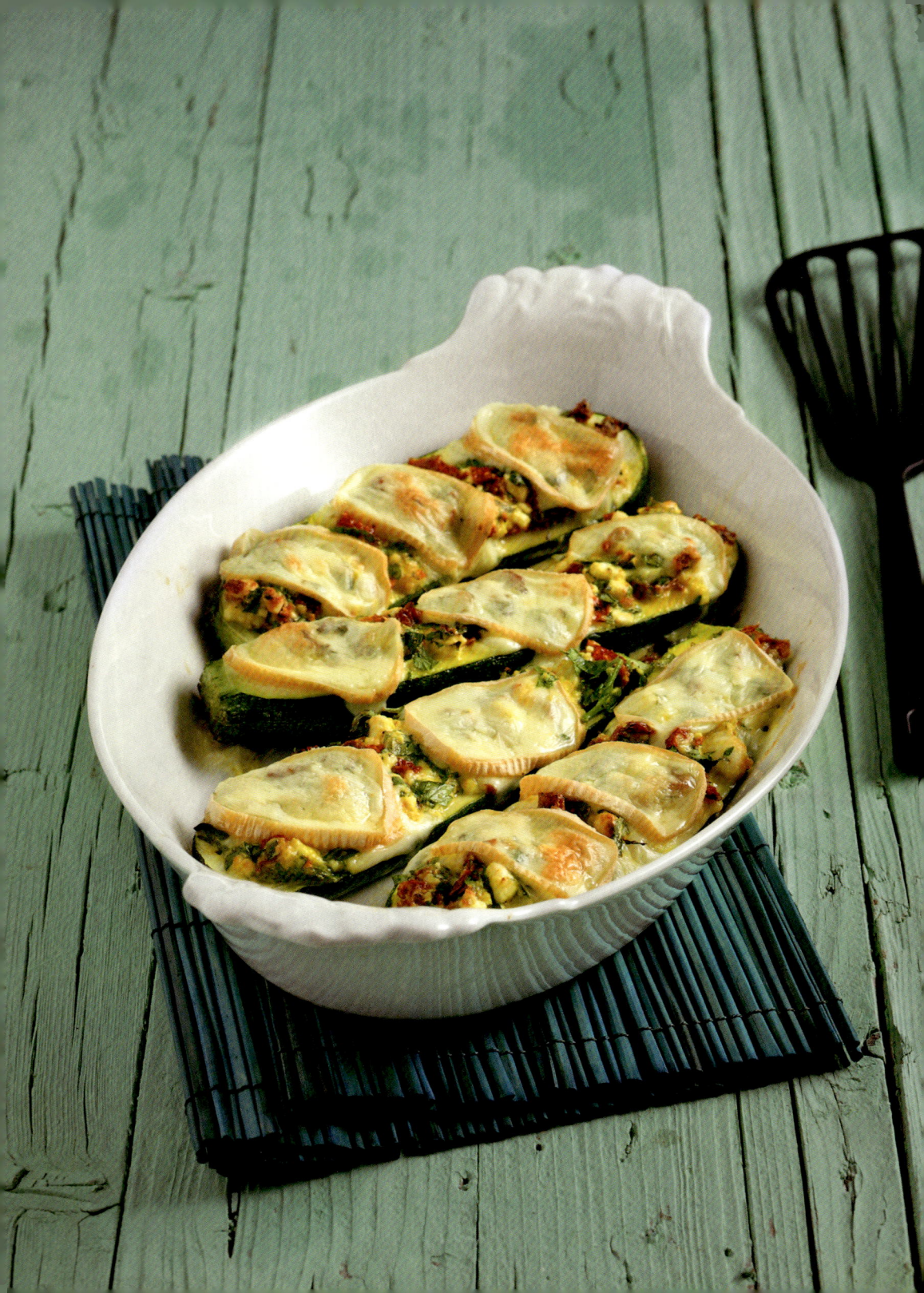

Gefüllte Zucchini mit Limburger

2 große Zucchini (800 g) | 70 g getrocknete Tomaten | 1 Bund Petersilie | 200 g Feta light (oder 400 g Tatar) | 1 Ei | Salz | Pfeffer | 200 g Limburger light (oder Romadur light) | Öl für die Form

Außerdem: Auflaufform

Für 2 Personen | 🕐 15 Min. Zubereitung | 25 Min. überbacken
Pro Portion 575 kcal, 66 g EW, 25 g F, 20 g KH

1 Die Zucchini putzen, waschen und halbieren. Mit einem Löffel die Fruchthälften etwas aushöhlen. Die getrockneten Tomaten in kleine Stücke schneiden. Petersilie waschen, trocken schütteln und die Blättchen fein hacken. Feta mit einer Gabel zerdrücken und mit dem Ei verrühren. Tomaten und Petersilie dazugeben und mit Salz und Pfeffer würzen.

2 Den Backofen auf 200° vorheizen. Die Auflaufform mit dem Öl auspinseln, die Zucchinihälften hineinlegen und mit der Feta-Masse füllen. Den Limburger in dünne Scheiben schneiden und auf die Zucchinihälften legen. Im vorgeheizten Ofen (Mitte, Umluft 180°) ca. 25 Min. überbacken, bis der Käse schön geschmolzen ist.

TIPP: Die Zucchini-Füllung aus getrockneten Tomaten, Petersilie, Feta, Ei und Salz und Pfeffer kann nach Belieben um 2 EL Kapern oder Sesamsamen erweitert werden. Auch Paprikaschoten oder Tomaten können damit gefüllt und anschließend mit Käse (nach Belieben auch Mozzarella light) überbacken werden.

VARIANTE: Nicht-Vegetarier können natürlich auch 400 g Tatar statt Schafkäse verwenden.

TIPPS FÜR MITTAGS: Statt Schafkäse können mittags auch mal Kohlenhydrate als Füllung für die Zucchini dienen – dazu pro Portion 100 g ungekochten Reis oder 100 g vorgekochten Weizen (z. B. Ebly) in Salzwasser nach Packungsangabe garen oder 125 g Instant-Couscous nach Packungsangabe mit kochendem Wasser quellen lassen. Mit den übrigen Zutaten von links vermengen und wie im Rezept beschrieben weiter verfahren. So kommen Sie für eine Mahlzeit auf **8 SiS-Punkte**.
Oder Sie probieren noch eine weitere Alternative für die Füllung: Um auch hier auf **8 SiS-Punkte** pro Portion zu kommen, tauschen Sie die gesamte Menge Feta und getrocknete Tomaten durch 600 g Kartoffelbrei und 200 g gebratene Speckwürfel aus.

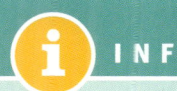

INFO

Was ist eigentlich Couscous?

Das ist ein speziell verarbeiteter Hartweizengrieß, der vor allem in der nordafrikanischen Küche beliebt ist. Besonders schnell zubereitet ist Instant-Couscous, den es in jedem gut sortierten Supermarkt zu kaufen gibt. Er braucht nur ca. 5 Min. in heißem Wasser zu quellen.

Roastbeef mit Knoblauch-Mayonnaise

250 g Roastbeef in dünnen Scheiben | 1 Knoblauchzehe | 100 g fettreduzierte Mayonnaise | abgeriebene Schale von 1 Bio-Zitrone | 2 TL gehackte TK-Petersilie | Salz | Pfeffer | 400 g Cocktailtomaten | 1 kleine Zwiebel | 2 EL Olivenöl | 1 Prise Vollrohrzucker | 1 EL Aceto balsamico

Für 2 Personen | ⊛ 25 Min. Zubereitung
Pro Portion 365 kcal, 31 g EW, 21 g F, 12 g KH

1 Das Roastbeef auf zwei Tellern auslegen. Den Knoblauch schälen und durch eine Knoblauchpresse drücken. Knoblauch mit Mayonnaise, Zitronenschale und Petersilie verrühren. Die Sauce mit Salz und Pfeffer abschmecken.

2 Die Cocktailtomaten waschen, abtrocknen und halbieren. Die Zwiebel schälen und in dünne Halbringe schneiden. Tomaten und Zwiebeln in einer Schüssel mischen.

3 Olivenöl, Zucker und Essig miteinander verrühren, mit Salz und Pfeffer abschmecken und das Dressing über die Tomaten gießen. Den Salat gut durchmischen und mit der Knoblauch-Mayonnaise zum Roastbeef servieren.

GÄSTE-TIPP: Dieses Gericht können Sie auch ohne Weiteres Gästen als Vorspeise servieren. Dann reicht die angegebene Menge für vier Portionen.

VARIANTEN: Zu den Roastbeefscheiben schmeckt auch eine Thunfischsauce sehr lecker. Dazu 125 g abgetropften Thunfisch im eigenen Saft aus der Dose mit 1 EL Schmand, Salz, Pfeffer, 1 TL Zitronensaft und 1/2 TL Kapern (nach Belieben) pürieren und auf den Roastbeefscheiben verteilen. Statt Roastbeef schmecken auch dünne Scheiben geräucherte Putenbrust zur Knoblauch-Mayonnaise oder zur Thunfischsauce.
Sie können den Tomatensalat zusätzlich mit 8 eingelegten Artischockenherzen-Vierteln aufpeppen.

TIPPS FÜR MITTAGS: Dieses Gericht eignet sich auch wunderbar zum Mitnehmen ins Büro. Roastbeef und Sauce getrennt verpacken und erst in der Mittagspause auf einem Teller anrichten. Den Salat oder Ciabatta dazu essen.
Hätten Sie mal wieder Lust auf ein Sandwich? Kein Problem. Pro Person brauchen Sie 180 g Ciabattabrot. Schneiden Sie die ganzen Brotstücke in der Mitte wie ein Brötchen durch. Bestreichen Sie die Brotunterseiten jeweils mit der Hälfte der Mayonnaise und verteilen Sie dann jeweils die Hälfte der Roastbeefscheiben darauf. 2 kleine Tomaten waschen, von den Stielansätzen befreien und in dünne Scheiben schneiden. Die Tomatenscheiben auf das Roastbeef legen und die zweiten Brothälften obenauf legen. Für den Transport das Sandwich entweder fest in Alufolie wickeln oder die Brothälften mit einem Zahnstocher fixieren und in einer Brotzeitdose verpackt mitnehmen. Ergibt **8 SiS-Punkte** pro Portion.

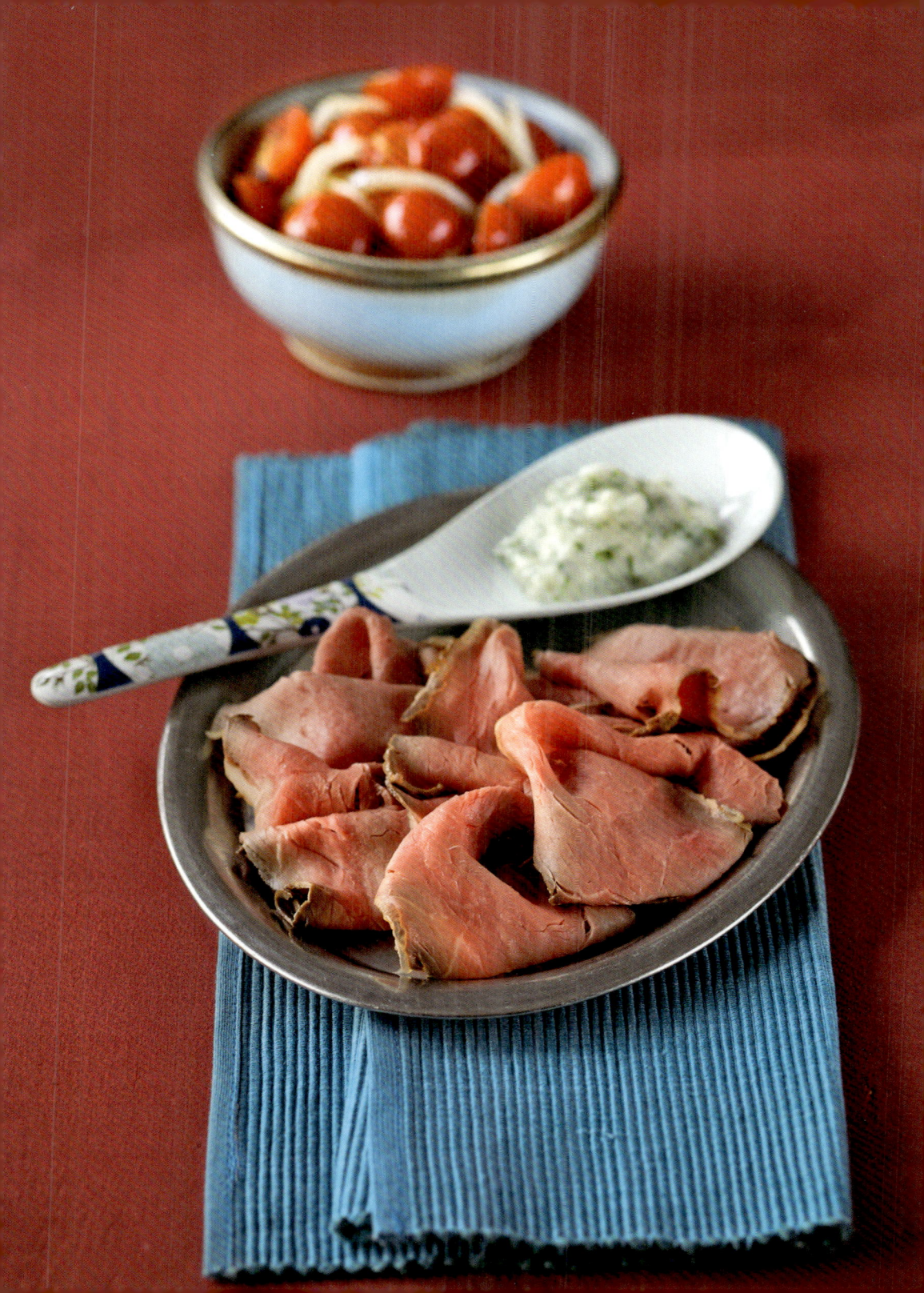

Hackfleisch-Kohlrabi-Auflauf

Salz | 300 g Knollensellerie | 500 g Kohlrabi | 1 TL Öl | 350 g Tatar | Pfeffer | 1 EL getrockneter Oregano | 2 Eier | 250 ml Milch (1,5 % Fett) | Muskatnuss | 100 g geriebener Käse (30 % Fett)

Für 2 Personen | ⏱ 20 Min. Zubereitung | 30 Min. Überbacken
Pro Portion 580 kcal, 71 g EW, 25 g F, 18 g KH

1 In einem großen Topf reichlich Salzwasser zum Kochen bringen. Knollensellerie und Kohlrabi schälen und in ca. $^1/_2$ cm dicke Scheiben schneiden. Gemüsescheiben im kochenden Salzwasser 2–3 Min. blanchieren, dann durch ein Sieb abgießen.

2 Den Backofen auf 180° vorheizen. Das Öl in einer Pfanne erhitzen und das Tatar darin krümelig braten. Kräftig mit Salz und Pfeffer würzen und den Oregano untermischen. Die Eier mit Milch, Salz, Pfeffer und frisch geriebener Muskatnuss verquirlen.

3 Die Gemüsescheiben abwechselnd mit dem angebratenen Tatar und 75 g geriebenen Käse einschichten. Mit Gemüsescheiben abschließen, die Eiermilch dazugießen und den restlichen Käse darüberstreuen. Den Auflauf im vorgeheizten Ofen (Mitte, Umluft 160°) ca. 30 Min. backen.

TIPP FÜR MITTAGS: Mischen Sie Nudeln unter den Auflauf für einen Gemüse-Hack-Nudelauflauf. Dazu die Zutaten wie links beschrieben vorbereiten, zusätzlich 110 g Pasta pro Person in reichlich Salzwasser al dente kochen und mit den übrigen Zutaten in die Auflaufform schichten – macht zusammen **8 SiS**-Punkte pro Portion.

VARIANTE: Sellerie-Kohlrabi-Suppe
Sie haben mehr Appetit auf eine Suppe als auf einen Auflauf? Kein Problem. Bereiten Sie eine Sellerie-Kohlrabi-Suppe zu und verfeinern Sie sie mit Hackklößchen. Dazu schälen und putzen Sie jeweils 300 g Kohlrabi und Knollensellerie und schneiden beides in kleine Stücke. 1 Zwiebel und 1 Knoblauchzehe schälen und fein würfeln. 1 EL Öl in einem Topf erhitzen und die Zwiebel- und Knoblauchwürfel darin glasig braten. Entnehmen Sie davon 2 EL und legen Sie sie beiseite. Geben Sie nun die Gemüsestücke dazu und braten Sie sie kräftig mit an. 800 ml Gemüsebrühe zugießen und zugedeckt ca. 15 Min. köcheln lassen, bis das Gemüse weich ist. Inzwischen 300 g Tatar mit den beiseitegelegten Zwiebel- und Knoblauchstückchen mischen. Mit 1 EL Senf und 1 Ei vermengen und mit Salz, Pfeffer und etwas geriebener Muskatnuss würzen. Erhitzen Sie in einem mittleren Topf genug Salzwasser, um die Klößchen darin zu garen. Stechen Sie mit einem Teelöffel kleine Nocken von der Hackmasse ab und garen Sie sie in ca. 5 Min. im kochenden Wasser. Die Suppe mit einem Pürierstab fein pürieren, kräftig mit Salz und Pfeffer würzen und mit den Hackklößchen servieren. Wer möchte, kann die Suppe noch mit 3–4 EL Sahne verfeinern.

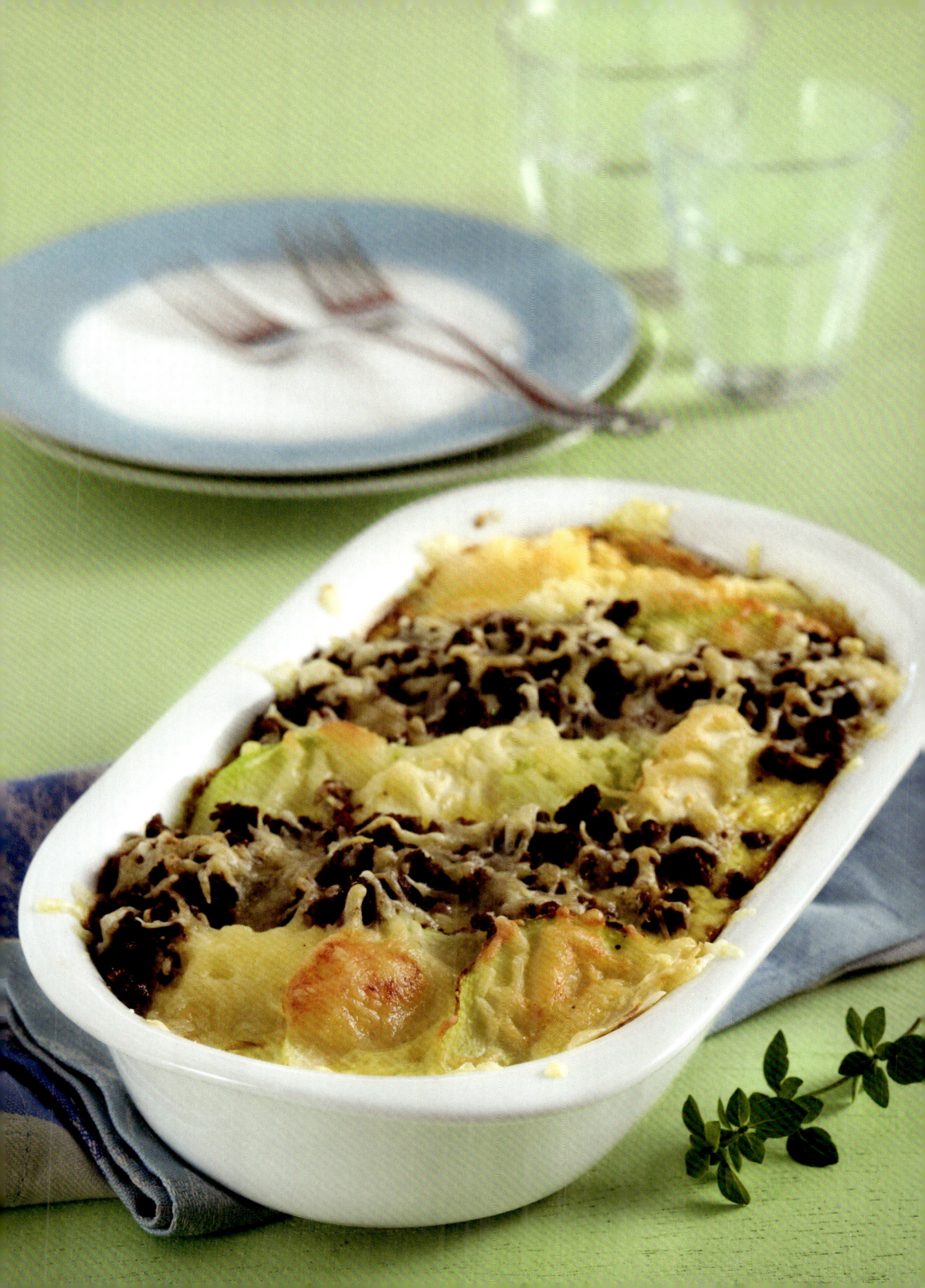

Schweineschnitzel mit Fenchelgemüse

400 g dünne Schweineschnitzel |
3 Fenchelknollen (900 g) | 1 Knoblauch-
zehe | 3 Frühlingszwiebeln | 2 EL Oliven-
öl | 2 EL Schmand oder fettreduzierte
Crème fraîche | Salz | Pfeffer |
1 TL getrockneter Thymian (nach Belieben)

Für 2 Personen | 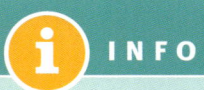 20 Min. Zubereitung
Pro Portion 400 kcal, 52 g EW, 19 g F, 10 g KH

1 Die Schnitzel kalt abspülen und mit
Küchenpapier trocken tupfen. Den Fenchel
putzen, waschen, halbieren, den Strunk
herausschneiden und die Fenchelhälften
quer in dünne Streifen schneiden. Den
Knoblauch schälen und in dünne Scheiben
schneiden. Frühlingszwiebeln putzen,
waschen und in ca. 3 cm lange Stücke
schneiden.

2 1 EL Öl in einer Pfanne erhitzen und die
Schweineschnitzel darin bei starker Hitze
von jeder Seite 2 Min. scharf anbraten.
Salzen, pfeffern, aus der Pfanne nehmen
und warm stellen.

3 Übriges Öl in der Pfanne erhitzen und
Knoblauch und Frühlingszwiebeln darin bei
mittlerer Hitze ca. 1 Min. andünsten. Fenchel
dazugeben und 2–3 Min. mitbraten, dann
noch ca. 5 Min. bei schwacher Hitze zugedeckt dünsten. Den Schmand unterrühren. Das Gemüse mit Salz, Pfeffer und
nach Belieben mit Thymian abschmecken.
Das Fleisch zusammen mit dem Gemüse
servieren.

VARIANTE 1: Statt Schweinefleisch eignet sich
auch Rinderfilet für dieses Gericht.

VARIANTE 2: Mit Frischkäsehaube: 100 g Kräuter-
frischkäse mit 1 Ei verrühren. Gebratene Schnitzel
auf das gebratene Gemüse in eine ofenfeste Form
geben, Käse auf den Schnitzeln verstreichen und
im vorgeheizten Backofen bei 200° (Umluft 180°)
10 Min. überbacken.

VARIANTE FÜR MITTAGS: Als Mittagessen pro
Person noch 400 g Kartoffelwedges (TK) oder selbst
gemachte Kartoffelecken aus dem Backofen statt
Fenchel zu den Schnitzeln servieren. Macht **7 SiS-
Punkte** – um auf **8 SiS-Punkte** zu kommen, noch
1 Glas Bionade (200 ml) dazu trinken.

ⓘ INFO

Fatburner Fenchel

Bereits im 9. Jahrhundert kultivierten Bene-
diktinermönche das knollige Gemüse in
ihren Klostergärten und vertrauten auf seine
medizinische Wirkung. Aber Fenchel ist
nicht nur Medizin bei Lungen-, Blasen- und
Nierenleiden, auch beim Abnehmen leistet
er nützliche Dienste. Die grüne Knolle ist
energiearm und liefert viele Ballaststoffe,
die Fette schon im Darm binden, sodass sie
erst gar nicht in den Fettdepots abgelegt
werden können. Sekundäre Pflanzenstoffe,
wie Kampferol und Eugenol regen den Zell-
stoffwechsel an und aktivieren Fett abbau-
ende Enzyme. Das ätherische Öl Anthenol,
das dem Fenchel seinen typischen anisarti-
gen Geschmack verleiht, hält die Muskeln
des Verdauungstraktes in Bewegung und
wirkt verdauungsfördernd.

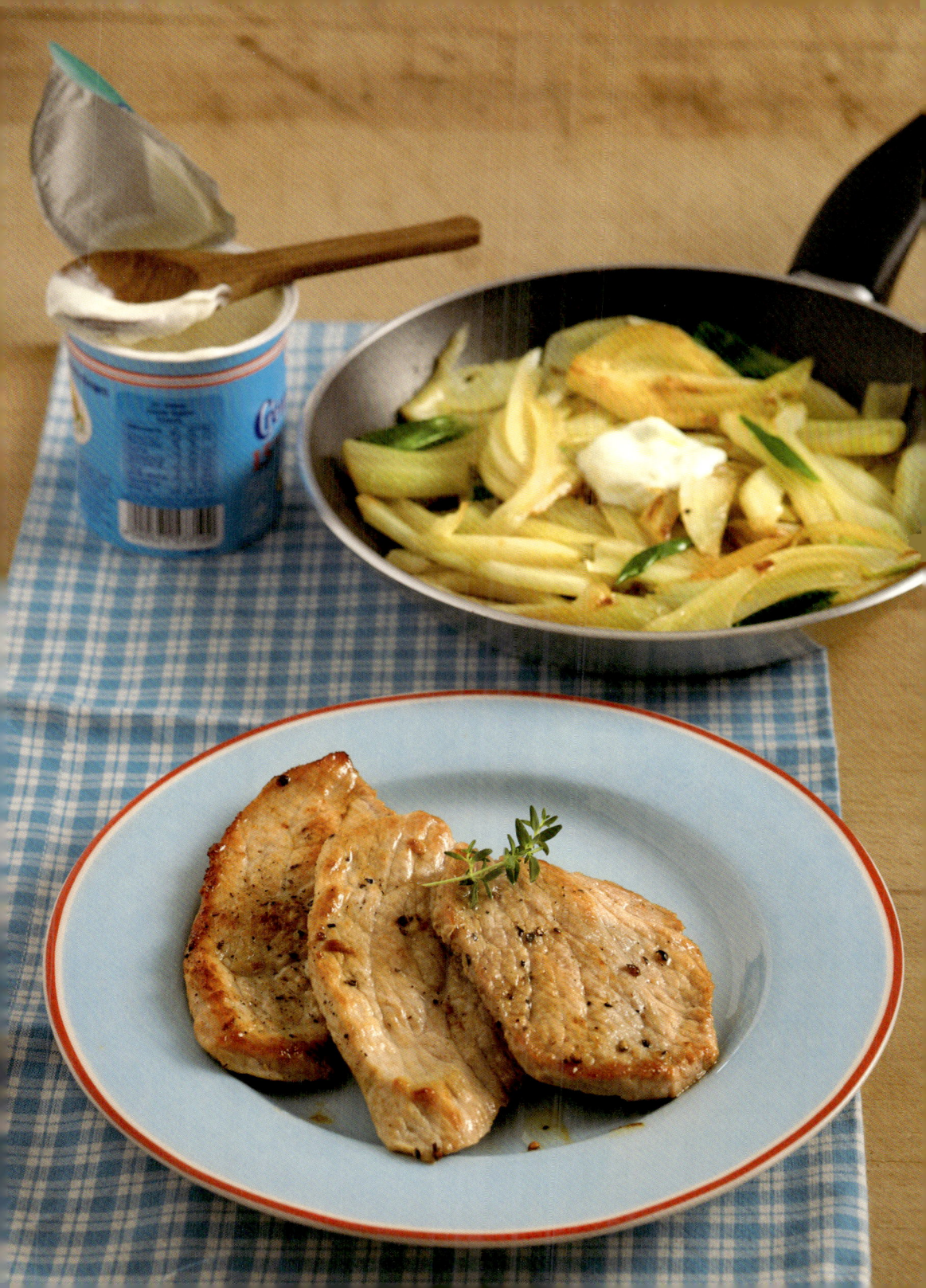

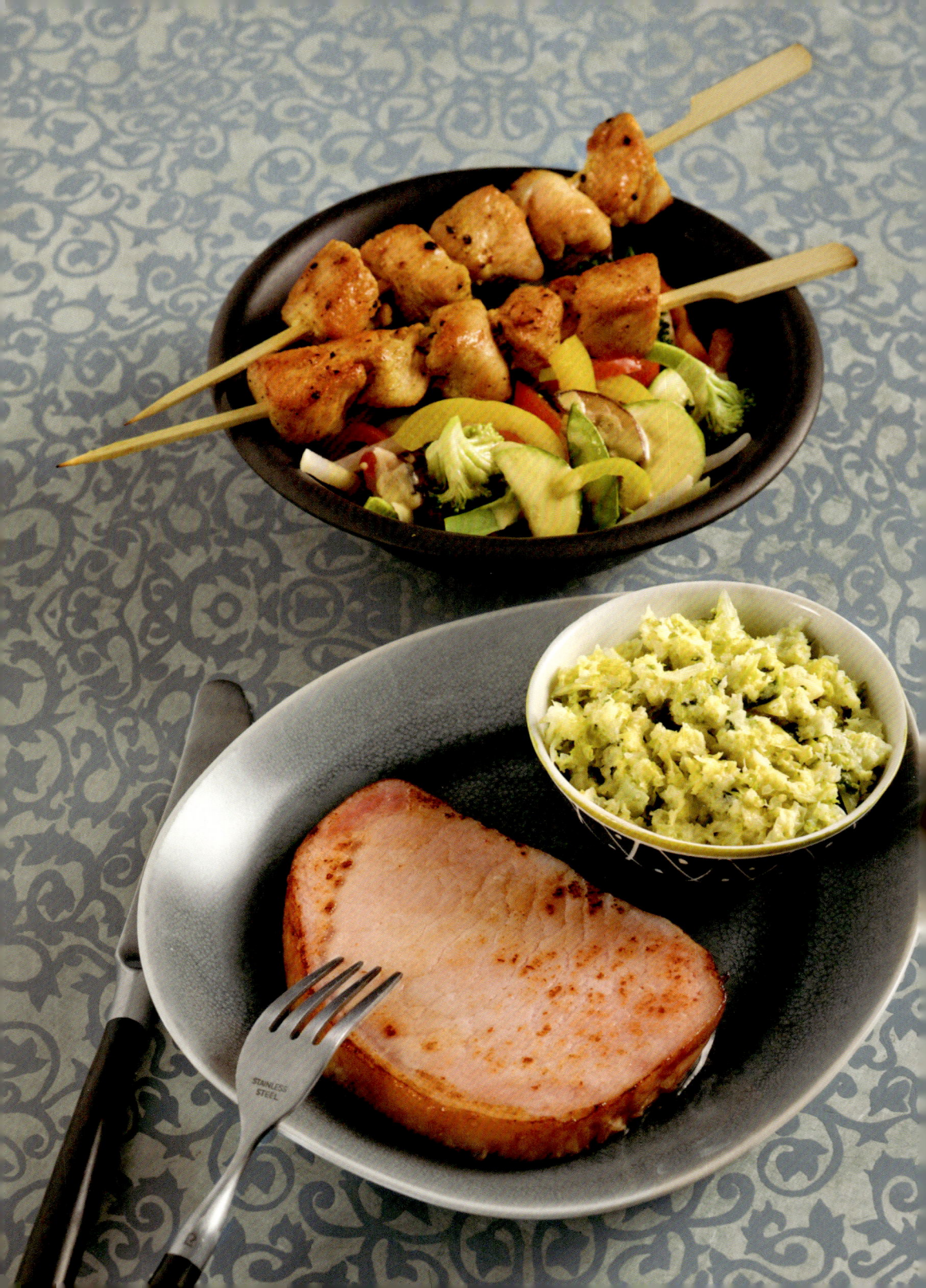

Hähnchenspieße mit Pfannengemüse

250 g Hähnchenbrustfilet | 2 EL Rapsöl |
2 TL Currypulver | Salz | Pfeffer |
700 g TK-Asia-Gemüse | 2 EL Erdnuss-
creme

Außerdem: 4 Holzspieße für Schaschlick

Für 2 Personen | ⏱ 20 Min. Zubereitung
Pro Portion 365 kcal, 35 g EW, 18 g F, 17 g KH

1 Hähnchenbrustfilet kalt abspülen, mit
Küchenpapier trocken tupfen und in ca.
2 cm große Würfel schneiden. 1 EL Öl mit
1 TL Currypulver, Salz und Pfeffer in einer
Schüssel verrühren. Die Fleischwürfel dazugeben und gut mit der Marinade mischen.
Dann die Fleischwürfel in vier Portionen
teilen und auf die Holzspieße stecken.

2 Das restliche Öl in einer Pfanne erhitzen
und die Fleischspieße darin bei starker
Hitze ca. 3 Min. rundherum scharf anbraten.
Die Herdplatte ausschalten und die Pfanne
zugedeckt darauf stehen lassen.

3 Das gefrorene Gemüse mit 50 ml Wasser
in einen Topf geben und bei starker Hitze zugedeckt auftauen lassen. Die Erdnusscreme
einrühren und das Gemüse bei schwacher
Hitze noch ca. 2 Min. zugedeckt köcheln lassen. Mit restlichem Currypulver, Salz und
Pfeffer abschmecken. Das Gemüse mit den
Fleischspießen servieren.

Kasseler Rippchen mit Rahmwirsing

800 g Wirsing | 1 Zwiebel | 2 EL Rapsöl |
150 ml Gemüsebrühe | 2 Kasseler Rippchen
(200 g ohne Knochen) | 2 EL Schmand oder
fettreduzierte Crème fraîche | Salz | Pfeffer

Für 2 Personen | ⏱ 20 Min. Zubereitung
Pro Portion 370 kcal, 32 g EW, 23 g F, 11 g KH

1 Wirsing vierteln, den Strunk entfernen,
die Blätter in grobe Streifen schneiden und
waschen. Zwiebel schälen und fein würfeln.

2 1 EL Öl in einem großen Topf erhitzen und
die Zwiebeln darin 2 Min. bei mittlerer Hitze
andünsten. Den tropfnassen Wirsing und
die Gemüsebrühe zugeben und das Gemüse
ca. 10 Min. zugedeckt bei schwacher Hitze
köcheln lassen.

3 Inzwischen in einer Pfanne das übrige Öl
erhitzen, die Rippchen darin von beiden
Seiten je 1–2 Min. bei mittlerer Hitze anbraten. Dann die Herdplatte ausschalten,
die Pfanne mit den Rippchen darauf stehen
lassen.

4 Den Wirsing mit dem Pürierstab grob
pürieren. Den Schmand unterrühren, das
Gemüse mit Salz und Pfeffer abschmecken
und zu den gebratenen Rippchen servieren.

VARIANTE: Statt Kasseler schmecken zum Rahm-
wirsing auch gebratenes Schweinekotelett oder
Frikadellen.

TIPP: Wer den herben Geschmack des Wirsings
nicht mag, blanchiert ihn vor dem Braten. (Trocken
tupfen nicht vergessen!)

Geschnetzeltes mit Pilzgemüse

300 g Schweinefilet | 2 EL Öl | 3 EL Sahne |
3 EL Kapern | 700 g Champignons |
3 EL gehackte TK-Petersilie | Salz | Pfeffer

Für 2 Personen | ⏲ 20 Min. Zubereitung
Pro Portion 415 kcal, 47 g EW, 23 g F, 3 g KH

1 Das Schweinefleisch in mundgerechte
Streifen schneiden und in 1 EL Öl in einer
Pfanne scharf anbraten. Sahne und Kapern
dazugeben und ca. 5 Min. köcheln lassen.

2 In der Zwischenzeit die Pilze putzen und
vierteln oder in feine Scheiben schneiden.
Das restliche Öl in einer zweiten Pfanne
erhitzen und die Champignons darin ca.
3 Min. anbraten. Die Petersilie hinzufügen,
unterrühren und mit Salz und Pfeffer würzig
abschmecken.

3 Das Geschnetzelte mit Salz und Pfeffer
abschmecken und mit den Pilzen auf zwei
Tellern anrichten und servieren.

VARIANTE: Verwenden Sie doch zur Abwechslung
statt Schweinefilet auch mal Putenbrust oder – als
vegetarische Variante – grobe Sojaschnetzel oder
angebratene Tofustreifen in der Sahnesauce.

TIPP FÜR MITTAGS: Wenn Sie dieses Gericht
mittags essen, dann servieren Sie pro Person
300 g gekochten Reis (aus 100 g rohem Reis) und
eine Saftschorle aus 250 ml Apfelsaft und 250 ml
Wasser dazu. Macht zusammen **8 SiS-Punkte**.

Putengeschnetzeltes mit Tomaten

300 g Putenschnitzel | 1 Zwiebel | 400 g
Tomaten | 300 g Zucchini | 2 EL Öl |
Salz | Pfeffer | 2 EL Aceto balsamico |
$1/2$ Bund Basilikum

Für 2 Personen | ⏲ 30 Min. Zubereitung
Pro Portion 345 kcal, 41 g EW, 14 g F, 11 g KH

1 Die Putenschnitzel in Streifen schneiden.
Die Zwiebel schälen und fein würfeln. Die
Tomaten mit heißem Wasser überbrühen,
dann schälen und klein schneiden. Zucchini
ebenfalls in Würfel schneiden.

2 Das Öl in einer Pfanne erhitzen. Die
Putenstreifen darin anbraten, dann herausnehmen. Nacheinander Zwiebeln und Zucchini zum Bratensatz geben und ebenfalls
anbraten. Dann die Tomaten zugeben und
köcheln lassen, bis die Sauce sämig ist. Mit
Salz, Pfeffer und Balsamico abschmecken.
Das Fleisch wieder untermischen und in der
Sauce erhitzen.

3 Inzwischen das Basilikum waschen, trocken schütteln, die Blätter abzupfen und in
feine Streifen schneiden. Das Geschnetzelte
damit bestreuen.

TIPP FÜR MITTAGS: Lecker schmeckt das Geschnetzelte mittags auch mit Spätzle. Sie können
350 g Fertig-Spätzle aus dem Kühlregal erwärmen;
das ergibt **8 SiS-Punkte** pro Portion.

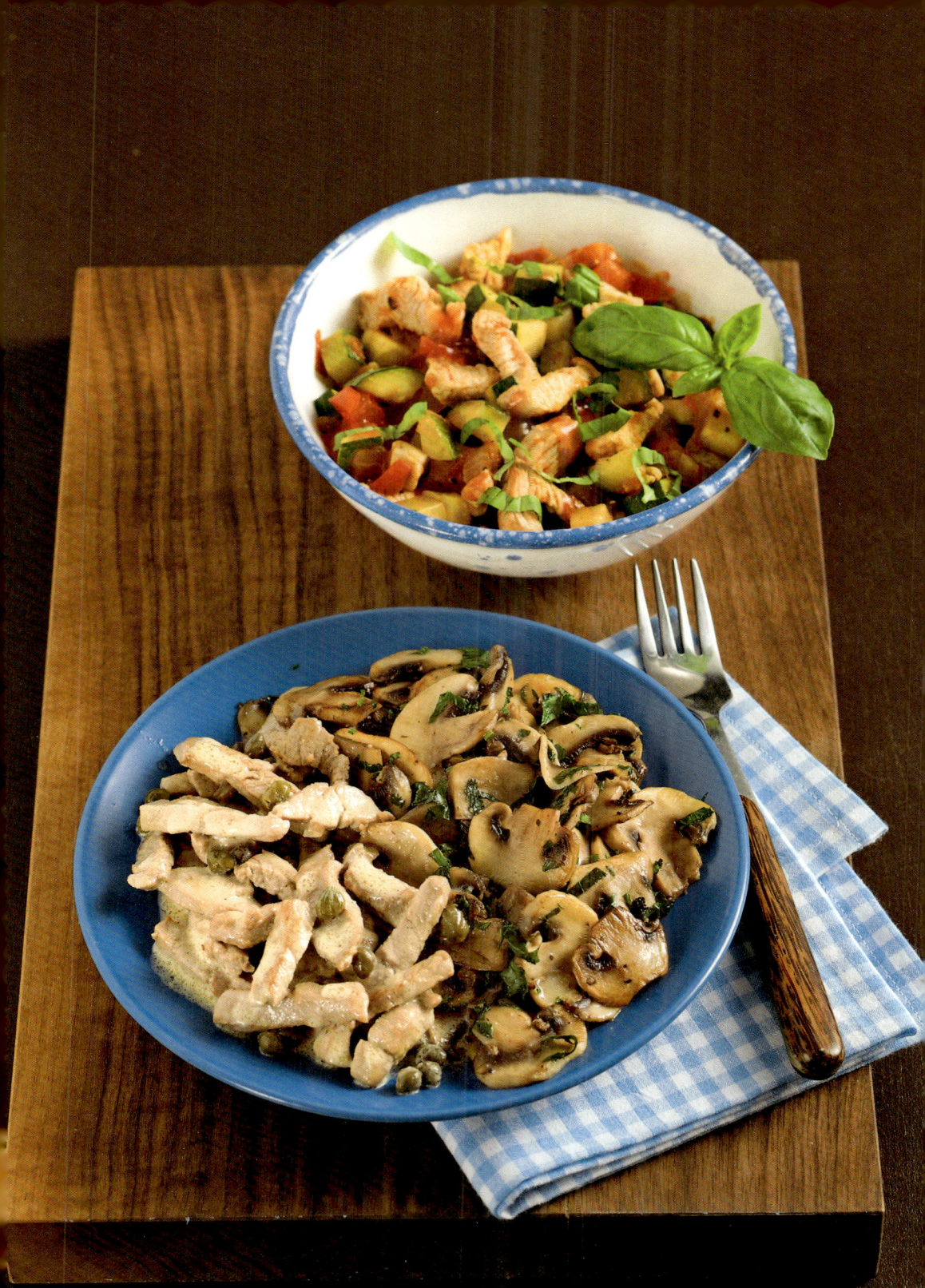

Hähnchen aus dem Ofen

400 g Hähnchenbrustfilet | Salz | Pfeffer | 60 g Oliven (ohne Stein) | 1 Dose stückige Tomaten (400 g Inhalt) | $^1/_2$ Bund Petersilie | $^1/_2$ Bund Basilikum | 125 g Mozzarella

Außerdem: Auflaufform

Für 2 Personen | ⏲ 15 Min. Zubereitung | 40 Min. überbacken
Pro Portion 470 kcal, 65 g EW, 18 g F, 10 g KH

1 Hähnchenbrustfilet in 5 cm große Stücke schneiden und mit Salz und Pfeffer würzen. Die Oliven in kleine Stücke schneiden, mit den Tomaten in der Auflaufform mischen. Petersilie und Basilikum waschen, trocken schütteln, die Blättchen abzupfen und fein hacken. Mit Salz und Pfeffer unter die Tomatensauce mischen.

2 Den Backofen auf 200° vorheizen. Den Mozzarella in dünne Scheiben schneiden. Die gewürzten Hähnchenstücke auf die Tomatensauce setzen und mit den Mozzarellascheiben belegen.

3 Das Hähnchen auf Tomatensauce im vorgeheizten Ofen (Mitte, Umluft 180°) 35–40 Min. überbacken. Falls der Mozzarella zu schnell zu braun werden sollte, rechtzeitig ein Stück Alufolie über die Auflaufform legen, damit nichts verbrennt. Aus dem Ofen nehmen und vor dem Servieren ein paar Minuten ruhen lassen, dann auf zwei Tellern anrichten.

VARIANTE: Wandeln Sie das Hähnchen aus dem Ofen doch mal ab: Hähnchenbrustfilets auf eine Sahnesauce aus 3 EL Sahne, 100 ml Milch (1,5 % Fett) und Salz und Pfeffer und ein Bett aus 500 g Auberginen- und Zucchinischeiben legen, Schafkäse-Nuss-Brösel (150 g Feta light und 40 g gemahlene Haselnüsse) darüberstreuen und bei 180° (Mitte, Umluft 160°) 45 Min. überbacken.

TIPP FÜR MITTAGS: Mittags schmecken zum Hähnchen auch mal 400 g Kartoffelbrei oder Salzkartoffeln pro Person, dazu gibt's 1 kleine Flasche Cola (330 ml) und eine Praline zum Naschen. Ergibt zusammen **8 SiS-Punkte**.

VARIANTE FÜR MITTAGS: Wie Sie mit den gleichen Zutaten ein komplett anderes Gericht zaubern? Zusätzlich brauchen Sie 1 Zwiebel, 1 EL Öl, 500 ml Brühe und 1 Baguettebrötchen. Die Zwiebel schälen und fein würfeln, in der Hälfte Öl glasig braten. Die Tomaten aus der Dose dazugeben und mit Salz und Pfeffer würzen. Mit der Brühe aufgießen und ca. 10 Min. köcheln lassen. Inzwischen die Kräuter waschen und trocken schütteln. Zusammen mit den Oliven grob hacken. Die Hähnchenbrust in mundgerechte Stücke schneiden und im restlichen Öl anbraten. Den Grill des Backofens vorheizen. Die Brötchen der Länge nach aufschneiden und den Mozzarella in Scheiben darauf verteilen. Unter dem Grill ca. 5 Min. überbacken. Die Suppe mit einem Pürierstab fein pürieren, Kräuter und Oliven dazugeben und einmal aufkochen. Das Hähnchen in der Suppe anrichten und mit dem Käse-Baguette servieren.

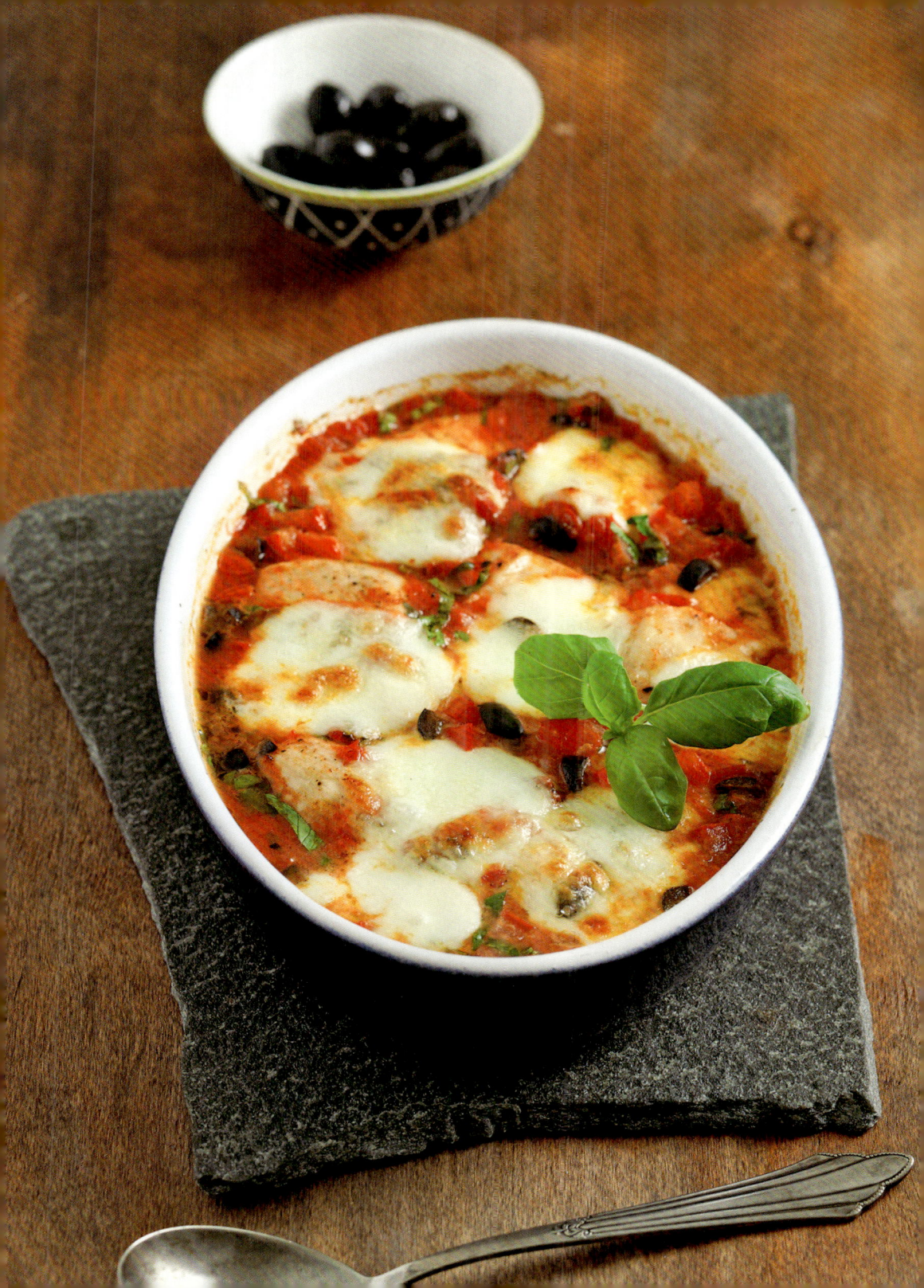

Lammfilet mit Speck-Rosenkohl

250 g Lammfilet | 50 g gewürfelter Speck (aus dem Kühlregal) | Salz | Pfeffer | 600 g TK-Rosenkohl | 1 TL getrockneter Thymian

Für 2 Personen | ⊙ 20 Min. Zubereitung
Pro Portion 400 kcal, 37 g EW, 24 g F, 8 g KH

1 Das Lammfilet kalt abspülen und mit Küchenpapier trocken tupfen. Den Speck in einer beschichteten Pfanne ohne Fett bei starker Hitze auslassen, bis er knusprig ist. Dann das Lammfilet dazugeben und von allen Seiten ca. 5–7 Min. scharf anbraten. Salzen und pfeffern, aus der Pfanne nehmen und in Alufolie gewickelt beiseitestellen.

2 Den Rosenkohl gefroren zum Speck in die Pfanne geben und bei mittlerer Hitze in ca. 10 Min. zugedeckt auftauen lassen und bissfest dünsten. Eventuell etwas Wasser dazugeben. Das Rosenkohlgemüse mit Salz, Pfeffer und Thymian abschmecken. Das Lammfleisch in Scheiben schneiden und mit dem Rosenkohl auf zwei Tellern anrichten.

TIPP FÜR MITTAGS: Mittags statt des Rosenkohls mit Speck umwickelte Bohnenpäckchen servieren: 200 g TK-Prinzessbohnen nach Packungsangabe auftauen. Jeweils ca. 10 Bohnen zusammennehmen und mit 1/2 Scheibe Speck umwickeln. 1 EL Olivenöl in einer Pfanne erhitzen, die Bohnenpäckchen mit der Nahtstelle nach unten hineinlegen und von allen Seiten ca. 3 Min. anbraten. Mit Pfeffer übermahlen. Nach Belieben noch als weitere Kohlenhydratbeilage 450 g ofengebackene Rosmarinkartoffeln servieren. Macht 8 SiS-Punkte.

Ratatouille mit Schafkäse

1 Zucchino | je 1 rote und gelbe Paprikaschote | 1 kleine Zwiebel | 200 g Pilze (Champignons, Austernpilze oder Pfifferlinge) | Salz | Pfeffer | 2 EL Olivenöl | 2 TL Kräuter der Provence | 1 kleine Dose stückige Tomaten (400 g) | 100 g Schafkäse (Feta)

Außerdem: ofenfeste Form

Für 2 Personen | ⊙ 20 Min. Zubereitung
30 Min. überbacken
Pro Portion 365 kcal, 18 g EW, 25 g F, 14 g KH

1 Backofen auf 220° vorheizen. Zucchino und Paprikaschoten waschen und abtrocknen. Den Zucchino putzen, längs halbieren und in 1 cm dicke Scheiben schneiden. Die Paprikaschoten halbieren, von Kernen und Scheidewänden befreien und in mundgerechte Stücke schneiden. Zwiebel schälen, halbieren und in Halbringe schneiden. Pilze putzen und, falls nötig, kleiner schneiden.

2 Das Gemüse in eine ofenfeste Form geben, salzen und pfeffern. Mit Olivenöl, den Kräutern der Provence und den stückigen Tomaten mischen und im vorgeheizten Ofen (Mitte, Umluft 200°) 30 Min. garen. Den Schafkäse zerkrümeln und über das noch heiße Gemüse streuen.

TIPP: Wer keine Zeit zum Schnippeln hat, greift für das Ratatouille zur mediterranen Gemüsemischung aus der Tiefkühltruhe.

TIPP FÜR MITTAGS: Mit 150 g frischem Fladenbrot genießen: So kommen Sie auf 8 SiS-Punkte.

oben: Ratatouille mit Schafkäse | unten: Lammfilet mit Speck-Rosenkohl

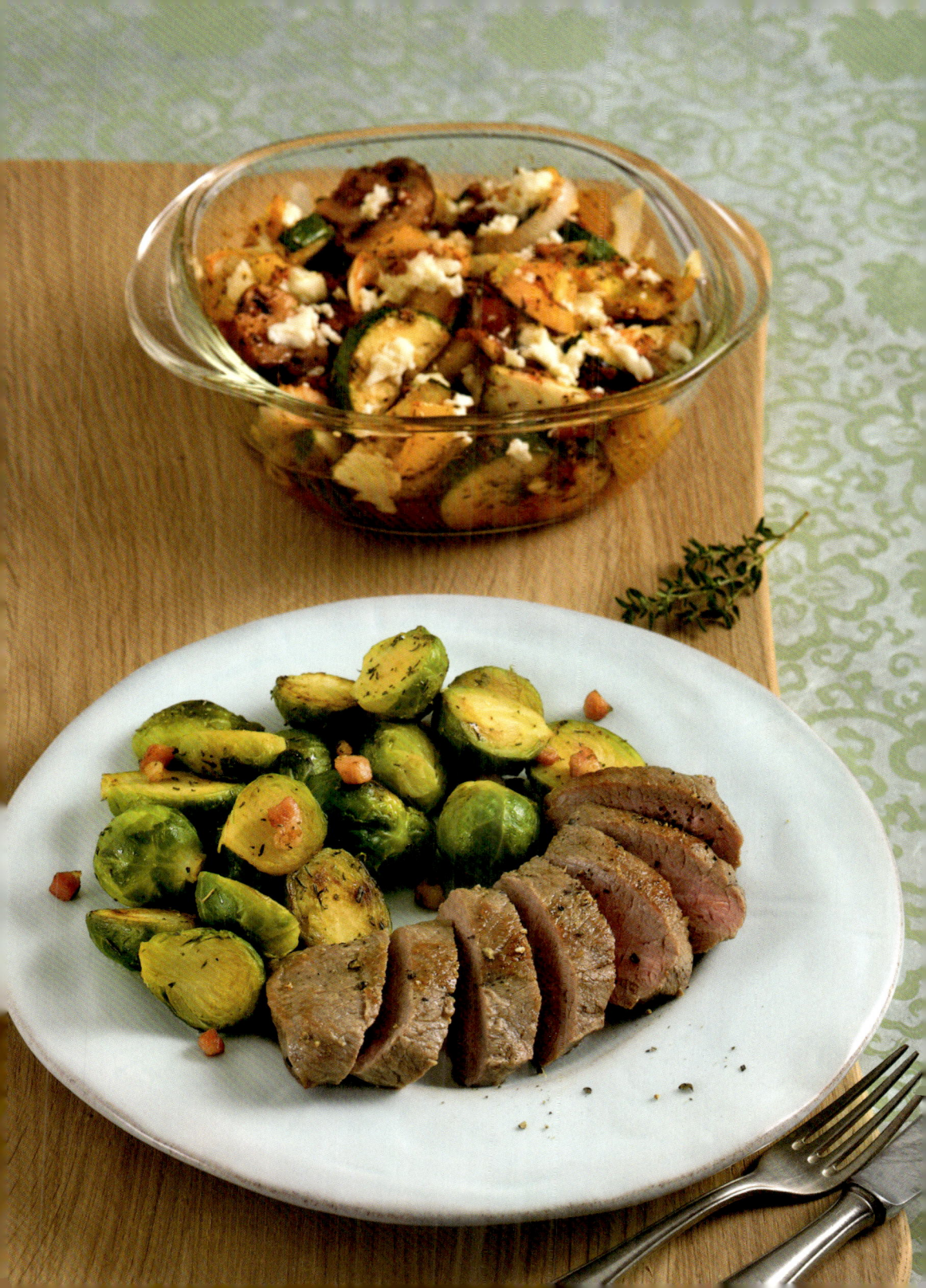

Fisch-Gemüse-Lasagne

1 große Aubergine (400 g) | 2 EL Olivenöl |
Salz | Pfeffer | 250 g Rotbarsch (frisch
oder TK, aufgetaut) | 1 Dose stückige Toma-
ten (400 g) | 1 Knoblauchzehe |
1 TL getrockneter Oregano | 125 g Mozza-
rella light | 1 Stängel Basilikum

Außerdem: Auflaufform (ca. 15 x 20 cm)

Für 2 Personen | 🕐 25 Min. Zubereitung |
15 Min. überbacken
Pro Portion 458 kcal, 56 g EW, 27 g F, 9 g KH

1 Die Aubergine waschen, abtrocknen und
längs in acht Scheiben schneiden. Je nach
Pfannengröße die Hälfte oder ein Drittel
des Öls in einer beschichteten Pfanne erhitzen und die Auberginenscheiben darin in
zwei bis drei Portionen bei starker Hitze von
jeder Seite 1–2 Min. braten. Salzen und
pfeffern und beiseitestellen.

2 Den Rotbarsch abspülen, mit Küchenpapier trocken tupfen und mit einem sehr
scharfen Messer in sechs schmale oder
drei breite, dünne Scheiben schneiden.
Salzen und pfeffern.

3 Die Tomaten in eine Schüssel geben. Den
Knoblauch schälen und dazupressen. Die
kalte Tomatensauce mit Salz, Pfeffer und
Oregano abschmecken. Den Mozzarella abtropfen lassen und würfeln.

4 Den Backofen auf 220° (Umluft 200°)
vorheizen. Etwas Tomatensauce auf den
Boden der Auflaufform geben. Zwei Auberginenscheiben in Längsrichtung neben-
einanderlegen, sodass auf jeder Seite jeweils ein dickes und ein dünnes Ende liegt.

2 EL Tomatensauce daraufstreichen und ein
Drittel des Fischs sowie ein Viertel der
Mozzarellascheiben darauflegen. Dann die
Zutaten in dieser Reihenfolge weiter einschichten. Den Abschluss bilden die letzten
beiden Auberginenscheiben. Diese mit der
übrigen Tomatensauce übergießen. Den
restlichen Mozzarella darüber verteilen.

5 Die Lasagne im Backofen (Mitte) 15 Min.
backen, bis der Käse geschmolzen ist. Das
Basilikum waschen, trocken schütteln und
die Blättchen abzupfen. Die fertige Lasagne
mit dem Basilikum bestreuen und servieren.

VARIANTE 1: Natürlich schmecken statt des Rot-
barschs auch Kabeljau oder Pangasiusfilet.

VARIANTE 2: Lust auf anderes Gemüse? Dann ersetzen Sie die Auberginenscheiben durch Zucchinischeiben oder auch durch Mangold. Dazu 8 Man-
goldblätter nur 2 Min. in kochendem Salzwasser
blanchieren, kalt abschrecken und wie im Rezept
beschrieben mit den anderen Zutaten in die Form
schichten.

TIPP FÜR MITTAGS: Mittags dürfen auch 250 g
Lasagneblätter ohne Vorkochen die Aubergine ersetzen. Dazu brauchen Sie eine etwas größere Auflaufform (ca. 20 x 25 cm). Verdoppeln Sie die To-
matensaucenmenge und geben Sie noch 200 ml
Gemüsebrühe dazu. Nudelblätter in vier Portionen
teilen. Etwas Tomatensauce in die Form geben. Ein
Viertel der Nudelblätter, ein Viertel der Tomatensauce und ein Drittel des Fischs abwechselnd in
die Form schichten. Mit der letzten Portion Nudelblätter und der restlichen Tomatensauce abschließen. Den Mozzarella darauf verteilen und die
Lasagne im vorgeheizten Ofen (Mitte) 30–40 Min.
backen, bis die Nudelblätter al dente sind. Ergibt
ein Mittagessen für zwei mit je **8 SiS-Punkten.**

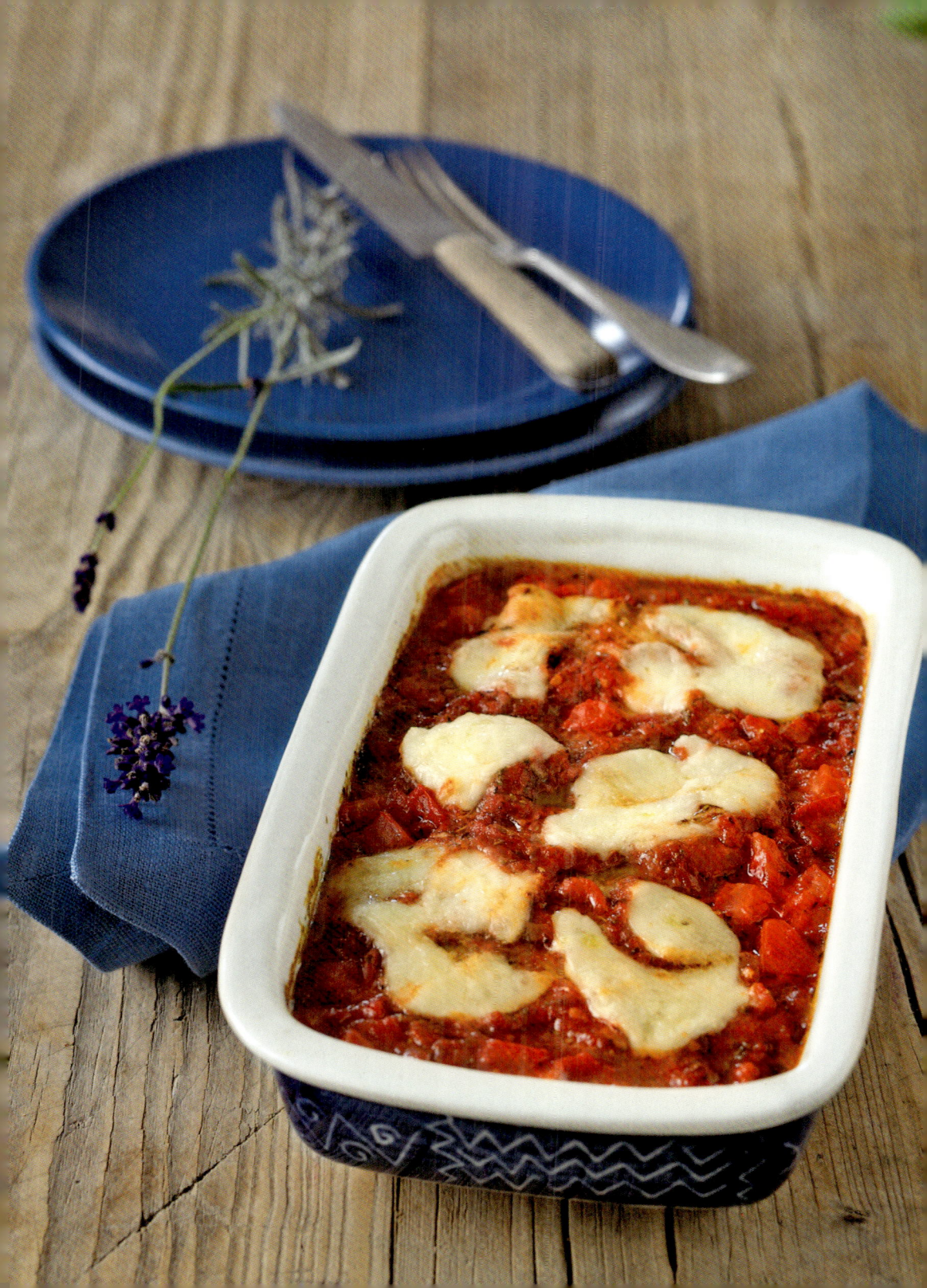

Fischpfanne

1 rote Paprikaschote (200 g) | 1 Knob-
lauchzehe | 1 EL Öl | 1 Dose stückige
Tomaten (400 g Inhalt) | 200 g TK-Blatt-
spinat (aufgetaut) | 4 EL Tomatenmark |
100 ml Brühe | 1 EL Kräuter der Provence |
Salz | Pfeffer | je 200 g Kabeljau- und
Lachsfilet (frisch oder TK, aufgetaut)

Für 2 Personen | ⊚ 30 Min. Zubereitung
Pro Portion 410 kcal, 43 g EW, 21 g F, 11 g KH

1 Die Paprikaschote putzen, waschen, von
Kernen und Scheidewänden befreien und in
mundgerechte Würfel schneiden. Die Knoblauchzehe schälen und fein würfeln.

2 Das Öl in einer großen Pfanne (mit pas-
sendem Deckel) erhitzen und die Paprikawürfel mit dem Knoblauch darin anbraten.
Tomaten und Spinat dazugeben. Tomatenmark mit Brühe und Kräutern verrühren
und unter das Gemüse mischen. Mit Salz
und Pfeffer abschmecken und ca. 5 Min.
schmoren lassen.

3 Die Fischfilets in der Zwischenzeit in 2 cm
große Würfel schneiden, auf das Gemüse
legen und alles bei geschlossenem Deckel
5–7 Min. weitergaren lassen. Nach Ende
der Garzeit vorsichtig unterheben und das
Gericht auf zwei Tellern anrichten.

GÄSTE-TIPP: Für Gäste kann man ein richtiges
kleines Highlight aus diesem Gericht zaubern.
Dazu werden die Fischwürfel vor dem Garen auf
Spieße gesteckt.

TIPPS FÜR MITTAGS: Mittags schmeckt zur Fischpfanne am besten Reis. Probieren Sie doch mal
eine Wildreismischung (pro Person benötigen Sie
125 g rohen Reis).
Auch toll zur Fischpfanne schmecken mittags selbst
gemachte Kräuterbaguettes. Dazu 2 Baguette-
hälften mit 1 TL Kräuterbutter bestreichen oder
mit etwas Olivenöl beträufeln und mit Kräutersalz
bestreuen. Im Backofen 10 Min. bei 200° backen.
Beide Varianten ergeben jeweils 8 SiS-Punkte.

VARIANTE FÜR MITTAGS: Wie wär's mit einer
Reispfanne mit Fisch? Schneiden Sie dazu 400 g
Fischfilets in mundgerechte Stücke und würzen
sie mit Salz, Pfeffer und Kräutern der Provence. 1
Paprikaschote und 2 Tomaten waschen und putzen.
Paprika von Kernen und Scheidewänden befreien
und in kleine Würfel schneiden. Die Tomaten von
den Stielansätzen und Kernen befreien und in kleine Stücke schneiden. 1 Knoblauchzehe schälen und
fein würfeln. 1 EL Öl in einer großen Pfanne erhitzen. Knoblauch darin anbraten, Paprika- und Toma-
tenstücke mitbraten und 600 g Reis vom Vortag
(ca. 200 g roher Reis) zufügen. Alles zusammen
unter Rühren ca. 10 Min. bei kleiner Hitze braten,
evtl. etwas Brühe angießen. Die Fischstücke auf
den Reis legen und bei geschlossenem Deckel
ca. 10 Min. dünsten. Mit gehackter Petersilie bestreuen und servieren.

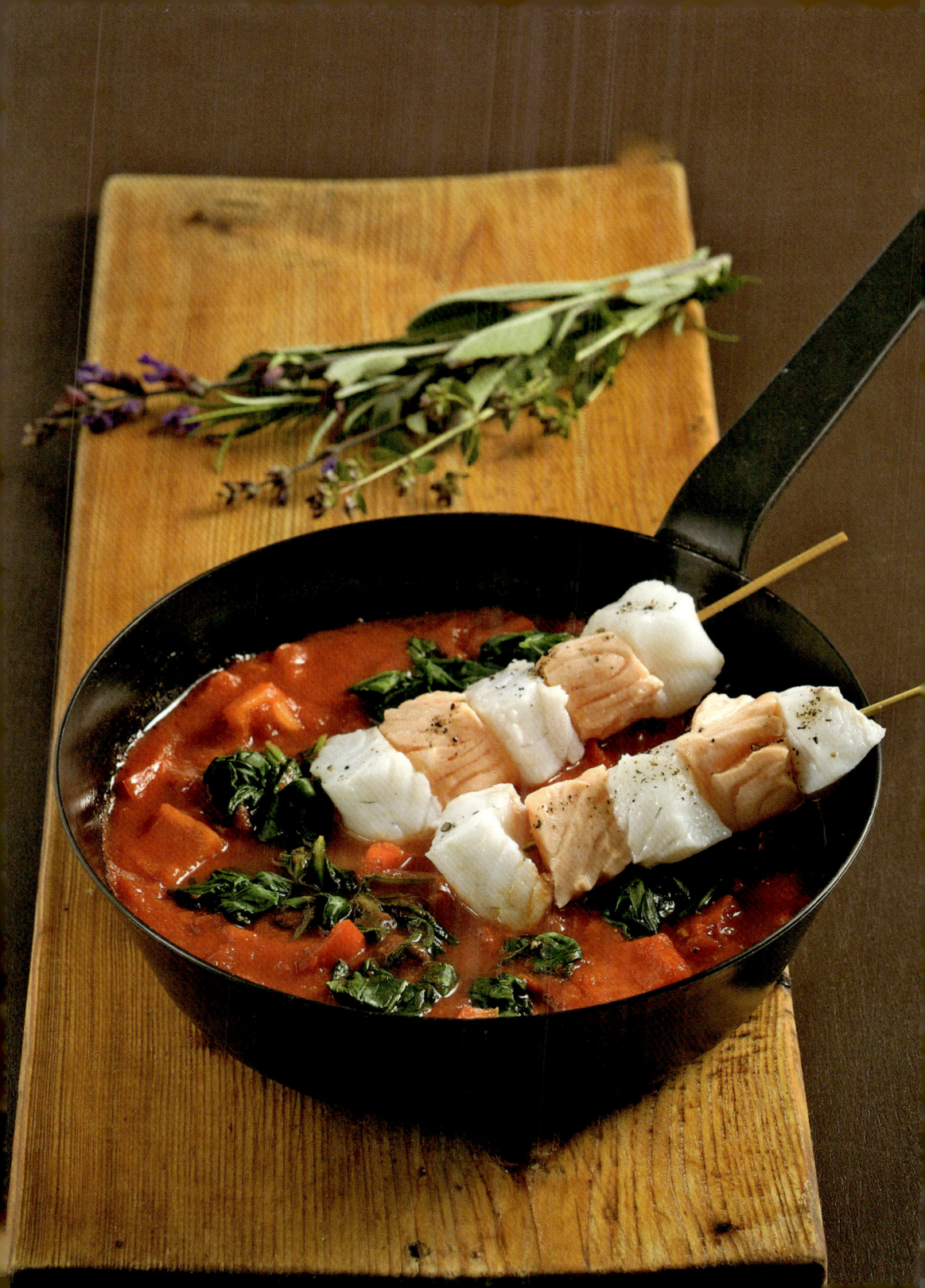

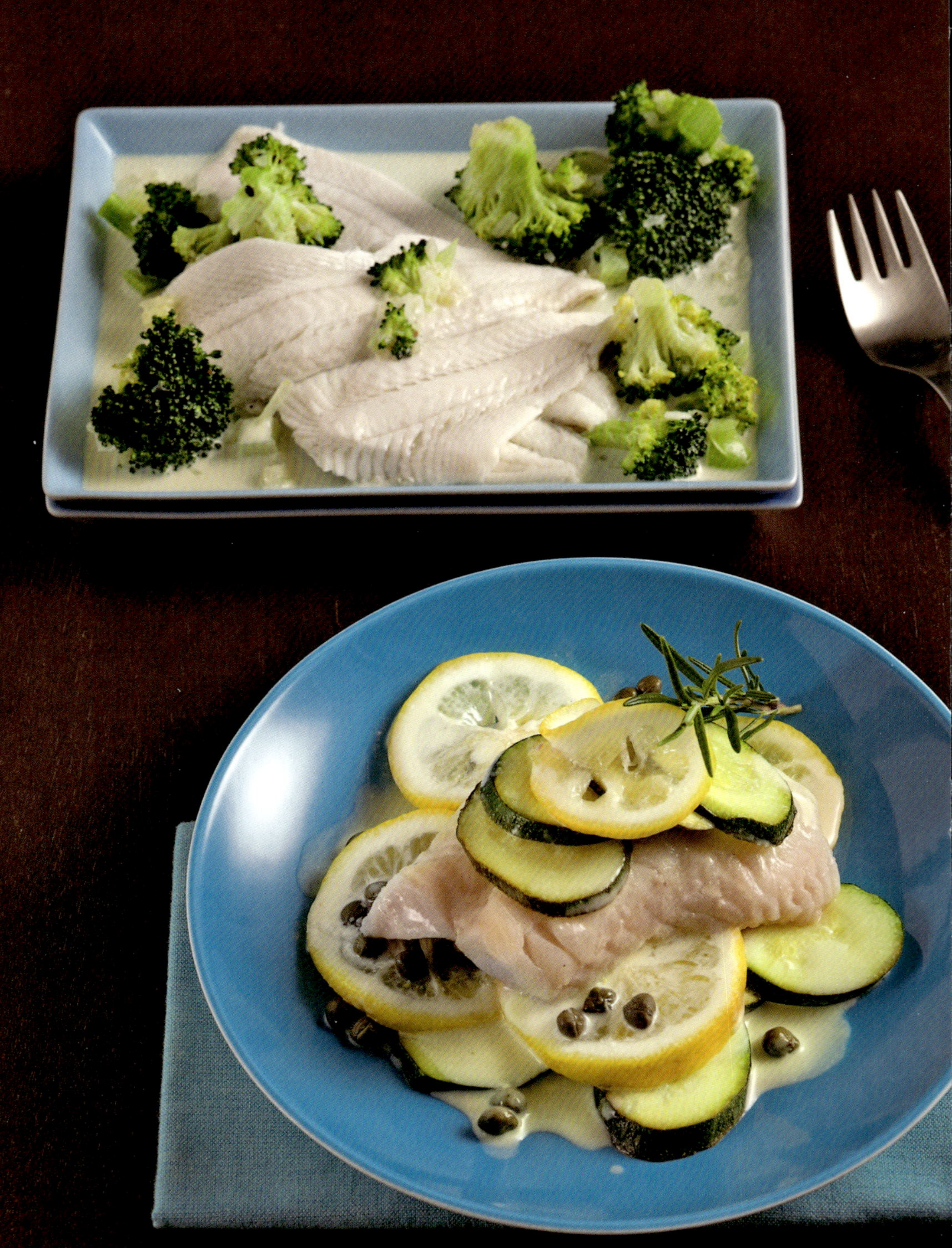

Fischfilet aus der Folie

2 mittelgroße Zucchini (600 g) | 1 Zitrone |
2 Goldbarschfilets (300 g, frisch oder TK,
aufgetaut) | Salz | Pfeffer | 1 EL Öl |
2 Zweige Rosmarin | 2 EL Weißwein
(ersatzweise Zitronensaft) | 3 EL Kapern |
3 EL Sahne

Für 2 Personen | 🕙 20 Min. Zubereitung |
25 Min. garen
Pro Portion 320 kcal, 30 g EW, 20 g F, 4 g KH

1   Zucchini putzen, waschen und in feine
Scheiben schneiden. Die Zitrone heiß abwa-
schen, trocken reiben und in acht Scheiben
schneiden. Fischfilets salzen und pfeffern.

2   Zwei 50 cm lange Stücke Alufolie über-
einanderlegen (die matte Seite nach außen),
in der Mitte zusammenfalten und an den
Rändern zu einer Tasche fest verschließen,
sodass noch eine Seite offen bleibt. Eine
zweite Tasche in der gleichen Weise falten.

3   Ofen auf 200° vorheizen. Die Böden der
Taschen mit Öl bepinseln. Je ein Viertel der
Zucchinischeiben darauflegen und die Fischfilets daraufsetzen. Mit je vier Zitronenscheiben und 1 Rosmarinzweig belegen, die
übrigen Zucchinischeiben darauf verteilen.

4   Weißwein, Kapern und Sahne auf die Taschen verteilen. Die Taschen gut verschließen, auf ein Backblech legen und im heißen
Ofen (Mitte, Umluft 180°) 20–25 Min. garen.

TIPP FÜR MITTAGS: Mittags schmeckt zu diesem
Fischgericht 150 g Fladenbrot. Mit 5 Gummibärchen
als Nachtisch ergibt das **8 SiS-Punkte**.

Scholle mit Brokkoli

500 g Brokkoli | 1 Zwiebel | 1 TL Öl |
Salz | Pfeffer | Muskatnuss | 100 g
Sahne | 500 g Schollenfilets (frisch oder
TK, aufgetaut) | 1 EL Zitronensaft

Für 2 Personen | 🕙 30 Min. Zubereitung |
Pro Portion 455 kcal, 54 g EW, 23 g F, 9 g KH

1   Den Brokkoli putzen, waschen und in
mundgerechte Röschen zerteilen. Den
Strunk schälen und in kleine Würfel schneiden. Die Zwiebel schälen und in feine Würfel
schneiden.

2   Das Öl in einer tiefen Pfanne mit Deckel
erhitzen und die Zwiebelwürfel darin glasig
dünsten. Den Brokkoli dazugeben und kurz
mitbraten. Das Brokkoligemüse mit Salz,
Pfeffer und etwas frisch geriebener Muskatnuss würzen und die Sahne zugießen.
Das Sahne-Gemüse zugedeckt ca. 5 Min.
köcheln lassen.

3   Die Schollenfilets salzen und pfeffern
und mit Zitronensaft beträufeln. Den Fisch
vorsichtig auf das Brokkoligemüse legen
und bei geschlossenem Deckel 5–10 Min.
(je nach Dicke der Fischfilets) garen.

4   Den Fisch auf zwei Teller verteilen und
mit dem Gemüse servieren.

TIPP FÜR MITTAGS: Reichen Sie doch zu diesem
Fischgericht mittags gekochten Reis – besonders
hübsch ist eine Wildreismischung. Dazu pro Portion 110 g Reis nach Packungsangabe kochen und
zum Brokkoligemüse und den Schollenfilets servieren – ergibt **8 SiS-Punkte**.

Asia-Gemüse mit Fisch aus dem Wok

1 EL Öl | 450 g TK-Asia-Gemüse |
200 g Bambussprossen (aus dem Glas) |
300 g festfleischiges Fischfilet (z. B. Rotbarsch oder Viktoriabarsch, frisch oder TK,
aufgetaut) | 3 EL Sojasauce | 1 TL Ingwer-
pulver | 1 TL Cayennepfeffer | 4 EL Brühe |
60 g Cashewkerne | Salz | Pfeffer

Für 2 Personen | 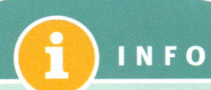 15 Min. Zubereitung
Pro Portion 415 kcal, 33 g EW, 22 g F, 20 g KH

1 Das Öl in einer großen Pfanne oder
einem Wok erhitzen und das gefrorene Asia-
Gemüse darin in ca. 5 Min. anbraten. Die
Bambussprossen abtropfen lassen und
dazugeben. Das Fischfilet in mundgerechte
Stücke schneiden und ebenfalls in die Pfanne geben und unterrühren.

2 Aus Sojasauce, Ingwerpulver, Cayennepfeffer und Brühe eine Marinade rühren und
zur Fisch-Gemüse-Mischung gießen. Unterrühren und einmal aufkochen lassen. Die
Cashewkerne grob hacken. Das Gemüse vor
dem Servieren mit Salz und Pfeffer abschmecken, auf zwei Teller verteilen und mit
den Cashewkernen bestreuen.

VARIANTE: Sie wollen sich Ihren eigenen Vorrat
an TK-Asia-Gemüse selbst machen? Dazu einfach
Asia-Gemüse nach Wahl und Saison (z. B. Paprikaschoten, Sojasprossen, Lauch, Zuckerschoten und
Champignons) waschen, putzen und in Streifen
schneiden. Kurz blanchieren und dann portionsweise einfrieren.

TIPP: Statt Fisch schmecken auch mal 300 g
Schweinefilet in Streifen zum Asia-Gemüse.

TIPP FÜR MITTAGS: Als Beilage für ein Mittagessen passen zu diesem asiatischen Wokgericht
100 g eingeweichte Mie-Nudeln pro Person. Mit
einem kleinen Glas Ananassaftschorle (aus 100 ml
Saft und 100 ml Wasser) ergibt das zusammen
8 SiS-Punkte.

INFO

Tolle Wunderpfanne

In Asien wird fast ausschließlich im Wok
gekocht – und weil er so vielseitig ist, kann
man darin braten, frittieren, dämpfen,
schmoren und kochen. Im Wok lassen sich
besonders Gemüsegerichte extrem scho-
nend, fettarm und gesundheitlich wertvoll
zubereiten. Durch die kurzen Garzeiten bleiben die meisten Vitamine erhalten, und der
geringe Einsatz von Fett macht die Speisen
so bekömmlich. Wichtig beim Kochen im
Wok ist die gute Vorbereitung. Alles muss
vorbereitet und geschnippelt sein, denn
durch die kurzen Garzeiten hat man zwischendurch keine Zeit. Zutaten mit längerer
Garzeit werden entsprechend kleiner ge-
schnitten, die mit kürzerer Garzeit dicker –
so werden alle Zutaten gleichzeitig gar.
Wegen der hohen Temperaturen beim Braten braucht man ein hocherhitzbares Öl,
z. B. Erdnuss-, Soja- oder Rapsöl.

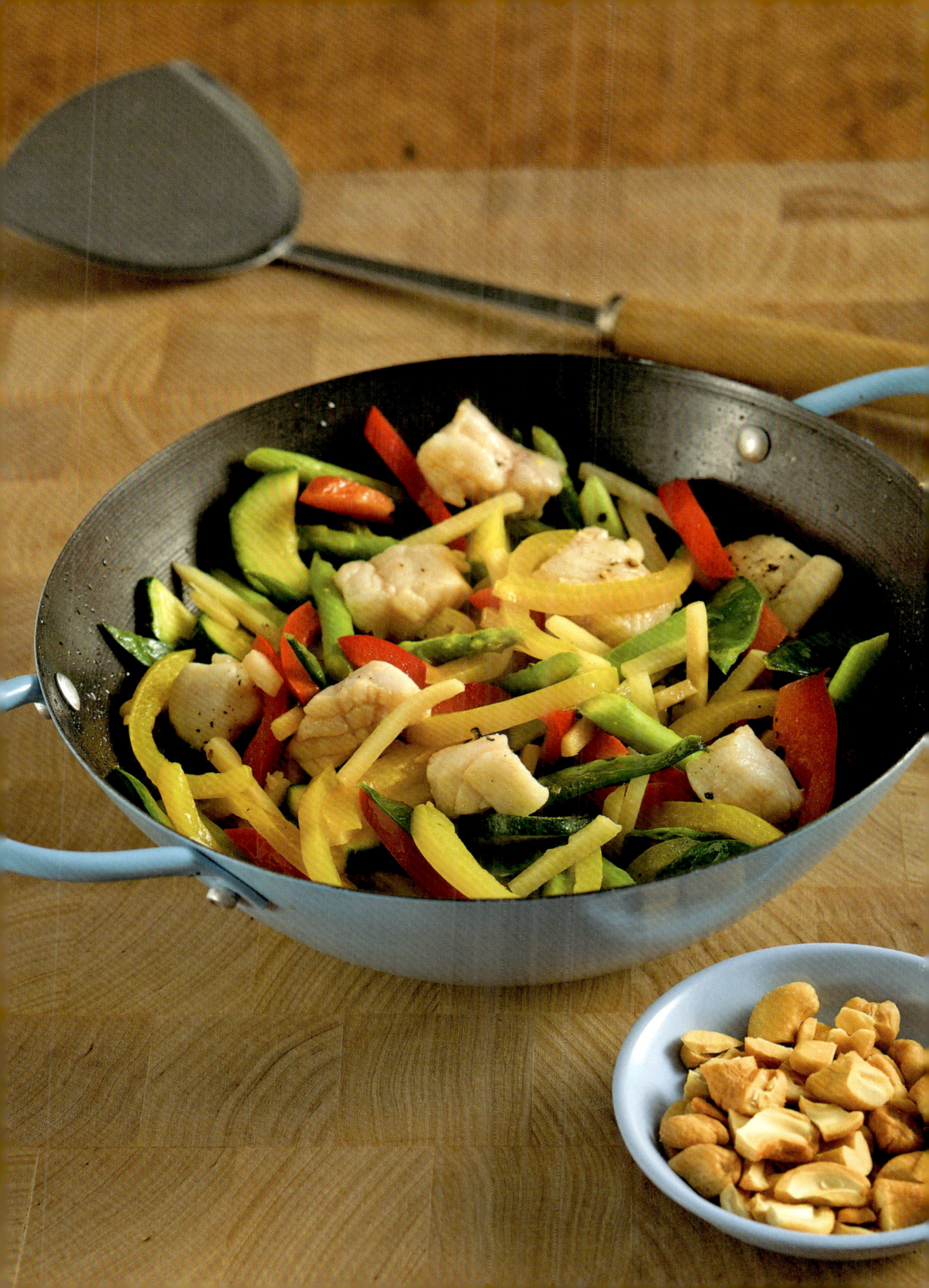

Chicorée mit Räucherlachs

600 g Chicorée | 125 g Räucherlachs |
75 g Gorgonzola | 4 EL Brühe |
1 EL Schmand oder fettreduzierte Crème
fraîche | 2 EL Orangensaft | Salz |
Pfeffer | Öl für die Form

Außerdem: Auflaufform

Für 2 Personen | ⊚ 20 Min. Zubereitung |
30 Min. überbacken
Pro Portion 370 kcal, 28 g EW, 25 g F, 7 g KH

1 Chicorée im Ganzen putzen, waschen
und halbieren. Die Strünke herausschneiden und die Chicorée-Hälften in die gefettete Auflaufform legen (mit der Schnitt-
kante nach oben). Räucherlachs in Streifen
schneiden, Gorgonzola klein würfeln.

2 Backofen auf 200° vorheizen. Brühe,
Schmand und Orangensaft verrühren, mit
Salz und Pfeffer würzen. Die Lachsstreifen
auf den Chicorée verteilen und mit der
Saft-Schmand-Mischung übergießen.
Gorgonzola daraufgeben und im heißen
Ofen (Mitte, Umluft 180°) 25–30 Min.
überbacken.

TIPP FÜR MITTAGS: Mittags dürfen Sie pro Person
noch 1 Orange filetieren und mit dem Räucherlachs
auf den Chicorée geben. Dazu passen pro Portion
100 g Baguette, und als Dessert gibt es 2 Kugeln
Fruchtsorbet oder 150 g Götterspeise. Diese Mit-
tagsmahlzeit hat zusammen **8 SiS-Punkte**.

Schinken-Chicorée überbacken

600 g Chicorée | 200 g geräucherter,
magerer Schinken | 125 g Mozzarella |
4 EL Brühe | 1 EL Schmand oder fett-
reduzierte Crème fraîche | Salz | Pfeffer |
Öl für die Form

Außerdem: Auflaufform

Für 2 Personen | ⊚ 15 Min. Zubereitung |
30 Min. überbacken
Pro Portion 375 kcal, 35 g EW, 22 g F, 7 g KH

1 Den Chicorée im Ganzen putzen, waschen
und halbieren. Die Strünke herausschneiden und die Chicorée-Hälften mit dem Räu-
cherschinken portionsweise umwickeln und
in die gefettete Auflaufform geben.

2 Den Backofen auf 200° vorheizen. Den
Mozzarella in Scheiben schneiden. Brühe
mit Schmand verrühren, mit Salz und Pfeffer
würzen und über die Chicorée-Hälften gießen. Die Mozzarellascheiben darauf verteilen und im vorgeheizten Backofen (Mitte,
Umluft 180°) 25–30 Min. überbacken.

oben: Chicorée mit Räucherlachs | unten: Schinken-Chicorée überbacken

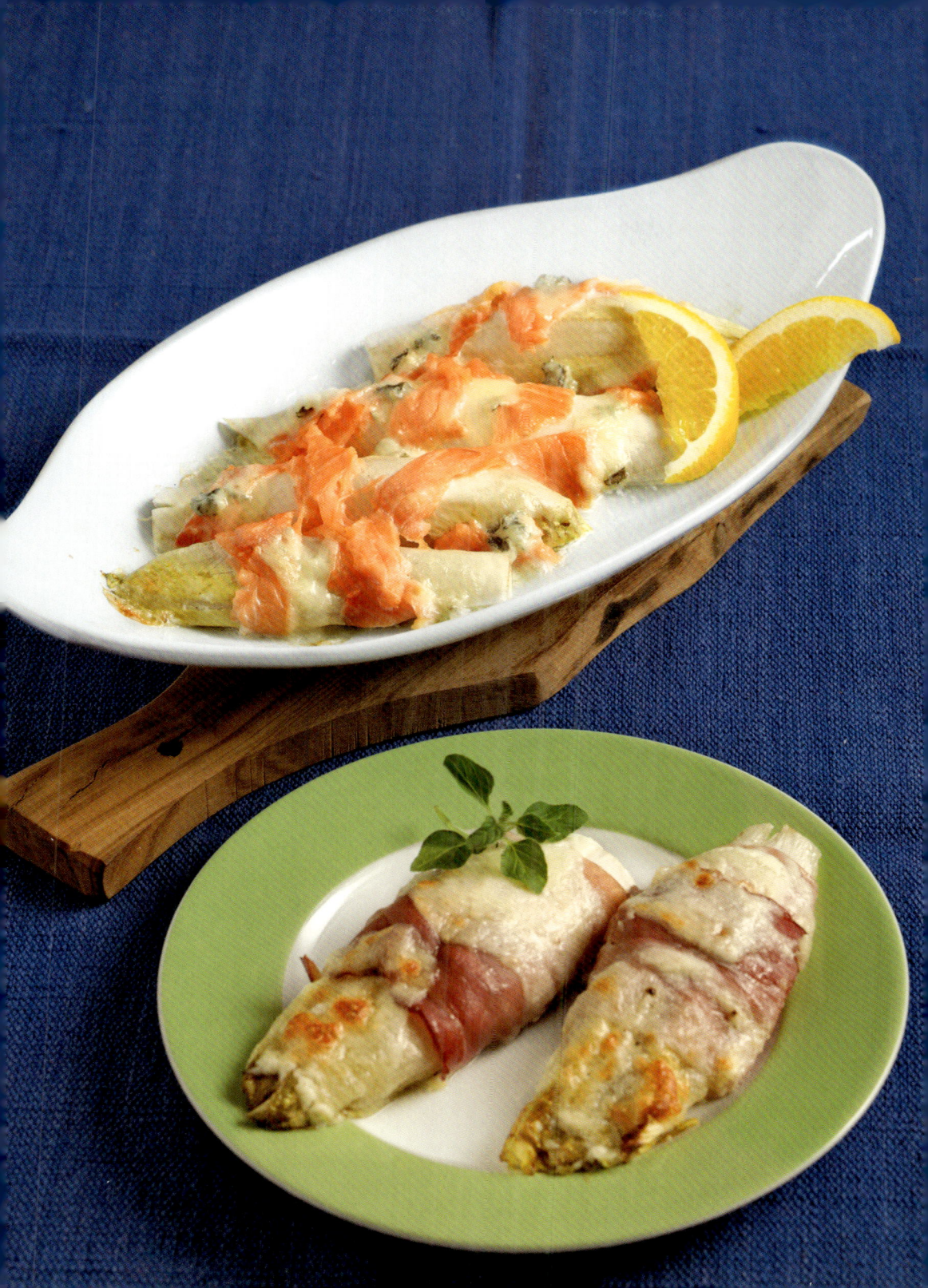

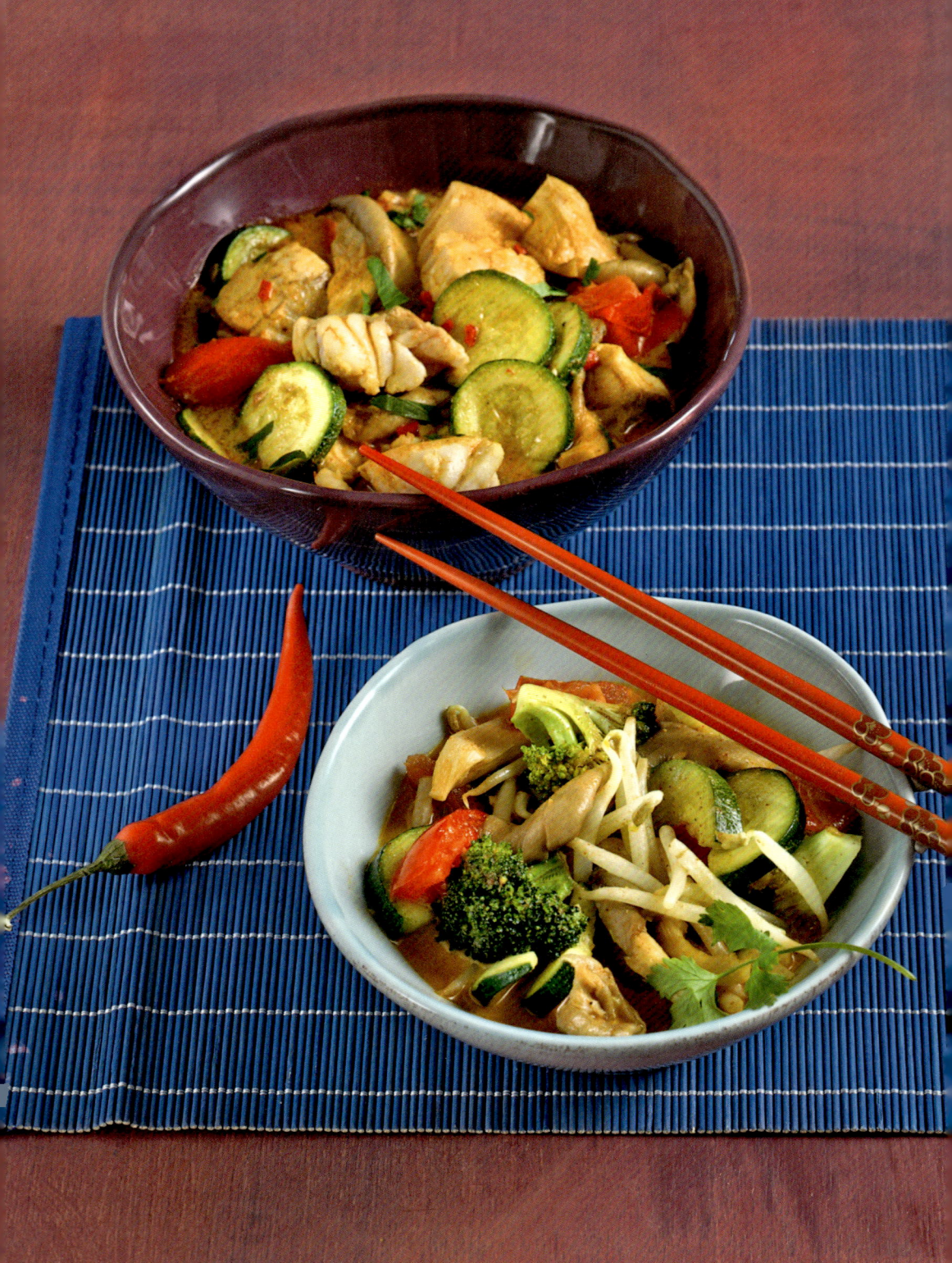

Scharfer Fischtopf

1 Stück frischer Ingwer (ca. 3 cm) | 1 rote Chilischote | 400 g Seelachsfilet (frisch oder TK, aufgetaut) | 400 g Austernpilze | 2 Tomaten | 200 g Zucchini | 200 ml Kokosmilch | 1 EL Instant-Gemüsebrühe | 1 EL Paprikapulver | 1 EL Currypulver | 4 EL Petersilie | Salz | Pfeffer

Für 2 Personen | ⏲ 35 Min. Zubereitung
Pro Portion 410 kcal, 47 g EW, 20 g F, 7 g KH

1   Den Ingwer schälen, die Chili waschen, halbieren und entkernen. Beides sehr fein würfeln. Den Fisch in mundgerechte Stücke schneiden. Austernpilze putzen und ebenfalls in kleine Stücke zerteilen. Tomaten und Zucchini waschen und putzen, die Stielansätze der Tomaten entfernen und die Tomaten in Stücke, die Zucchini in Scheiben schneiden.

2   2 EL Kokosmilch in einer großen Pfanne erhitzen, Ingwer- und Chiliwürfel kurz mitbraten, restliche Kokosmilch dazugießen und mit Brühe, Paprika- und Currypulver aufkochen lassen. Die Austernpilze, Tomaten und Zucchini hinzufügen und ca. 3 Min. garen lassen. Dann die Fischstücke dazugeben und nochmals 4–5 Min. schmoren lassen. Mit Petersilie, Salz und Pfeffer würzen und auf zwei Tellern anrichten.

VARIANTEN: Auch mit Hähnchenbrust schmeckt diese scharfe Pfanne ausgezeichnet. Statt Austernpilzen passen ebenso gut Champignons. Und frisches Koriandergrün gibt statt Petersilie eine richtig asiatische Note.

Gemüsecurry

400 g Austernpilze | 2 Tomaten | 200 g Zucchini | 200 g Brokkoli | 200 g Mungobohnensprossen | 200 ml Kokosmilch | 1–2 EL rote Currypaste | 3 Stängel Koriandergrün | Salz | Pfeffer

Für 2 Personen | ⏲ 35 Min. Zubereitung
Pro Portion 305 kcal, 17 g EW, 19 g F, 14 g KH

1   Die Austernpilze putzen und in kleine Stücke schneiden. Die Tomaten, die Zucchini und den Brokkoli waschen und putzen. Die Stielansätze der Tomaten entfernen. Die Tomaten und den Brokkoli in Stücke, die Zucchini in Scheiben schneiden. Die Mungobohnensprossen unter kaltem Wasser abbrausen und abtropfen lassen.

2   Die Kokosmilch in einer Pfanne oder einem Wok erhitzen, die rote Currypaste einrühren und die Zucchini- und Brokkolistücke dazugeben. Ca. 5 Min. kochen lassen. Dann das restliche Gemüse zufügen und nochmals 2–3 Min. köcheln lassen.

3   In der Zwischenzeit den Koriander waschen, trocken schütteln, die Blätter abzupfen und hacken. Mit Salz und Pfeffer würzen und mit Koriandergrün bestreut servieren.

TIPP: Rote Currypaste ist in der Asienabteilung eines Supermarktes oder im Asienladen erhältlich. Currypasten werden vor allem in der thailändischen Küche verwendet und aus vielen verschiedenen Gewürzen und Kräutern hergestellt.

Omelett mit Krabben und Gurkendip

4 Eier | 50 ml Milch | Salz | Pfeffer | 1 EL
Öl | 150 g geschälte, gegarte Krabben (aus
dem Kühlregal) | 1 kleine Salatgurke (200 g) |
100 g Frischkäse light | 125 g Magerquark |
2 EL Schmand | 2 TL TK-Dillspitzen

Für 2 Personen | ◎ 20 Min. Zubereitung
Pro Portion 420 kcal, 40 g EW, 24 g F, 9 g KH

1 Die Eier mit der Milch, Salz und Pfeffer
verquirlen. Das Öl in einer Pfanne erhitzen,
die Krabben darin anbraten, die Eiermasse
daraufgießen und ca. 5 Min. bei kleiner Hitze
stocken lassen.

2 Für den Gurkendip die Gurke waschen
und mit der Rohkostreibe fein raspeln, mit
$1/2$ TL Salz vermischen und kurz Wasser
ziehen lassen. Frischkäse mit Magerquark
und Schmand glatt rühren.

3 Das Omelett mit einem Bratenwender
vorsichtig wenden und auf der anderen
Seite weitere 3 Min. braten.

4 Das Gurkenwasser abgießen, Gurken
unter die Frischkäsemasse mischen und mit
Dill, Salz und Pfeffer würzen. Das Omelett
halbieren, mit dem Gurkendip anrichten.

TIPPS FÜR MITTAGS: Der Gurkendip schmeckt
mittags auch fantastisch zu Ofenkartoffeln. Ganz
einfach zubereitet sind Ofenkartoffeln aus 500 g
großen Kartoffeln. Diese halbieren, mit wenig Öl
bepinseln, salzen und mit Gewürzen nach Wahl
würzen. Bei 200° ca. 35 Min. im vorgeheizten Ofen
backen. Die Krabben unter den Dip rühren und zu
den Ofenkartoffeln verzehren. Ergibt zusammen
8 SiS-Punkte.
Eine weitere Mittagsvariante sind 400 g Kartoffel-
puffer pro Portion. Dip dazu reichen und die Krabben auch gerne mal gegen Räucherlachs austau-
schen. Dies ergibt **8 SiS-Punkte**.

Vier Ideen für mehr Abwechslung im Omelett

Für alle Varianten werden die Grundzutaten aus dem Hauptrezept oben verwendet. Die folgenden Zutaten werden dann jeweils zu Beginn in die Pfanne gegeben, mit der Eiermilch
übergossen und wie oben gebraten. Servieren Sie dazu am besten gemischte Blattsalate.

Speck-Pilz-Omelett: 100 g mageren Speck
fein würfeln, 3 mittelgroße Champignons in
feine Scheiben schneiden. Das fertige Omelett mit 2 EL gehackter Petersilie bestreuen.

Gemüse-Omelett: $1/2$ Paprika in feinen Würfeln und 5 cm Lauch in feinen Ringen anbraten. Mit 3 EL gehackter Petersilie in die Eiermilch rühren und das fertige Omelett mit 3
EL frisch geriebenem Parmesan bestreuen.

Käse-Salami-Omelett: 75 g Salami in feine
Streifen schneiden. 50 g geriebenen Käse in
die Eiermilch rühren.

Tomaten-Mozzarella-Omelett: 2 kleine Tomaten waschen und in kleine Stücke schneiden, Stielansätze dabei entfernen. 1 Kugel
Mozzarella (125 g) zuerst in Scheiben und
dann in Würfel schneiden. Das fertige Omelett mit 3 EL Schnittlauchröllchen bestreuen.

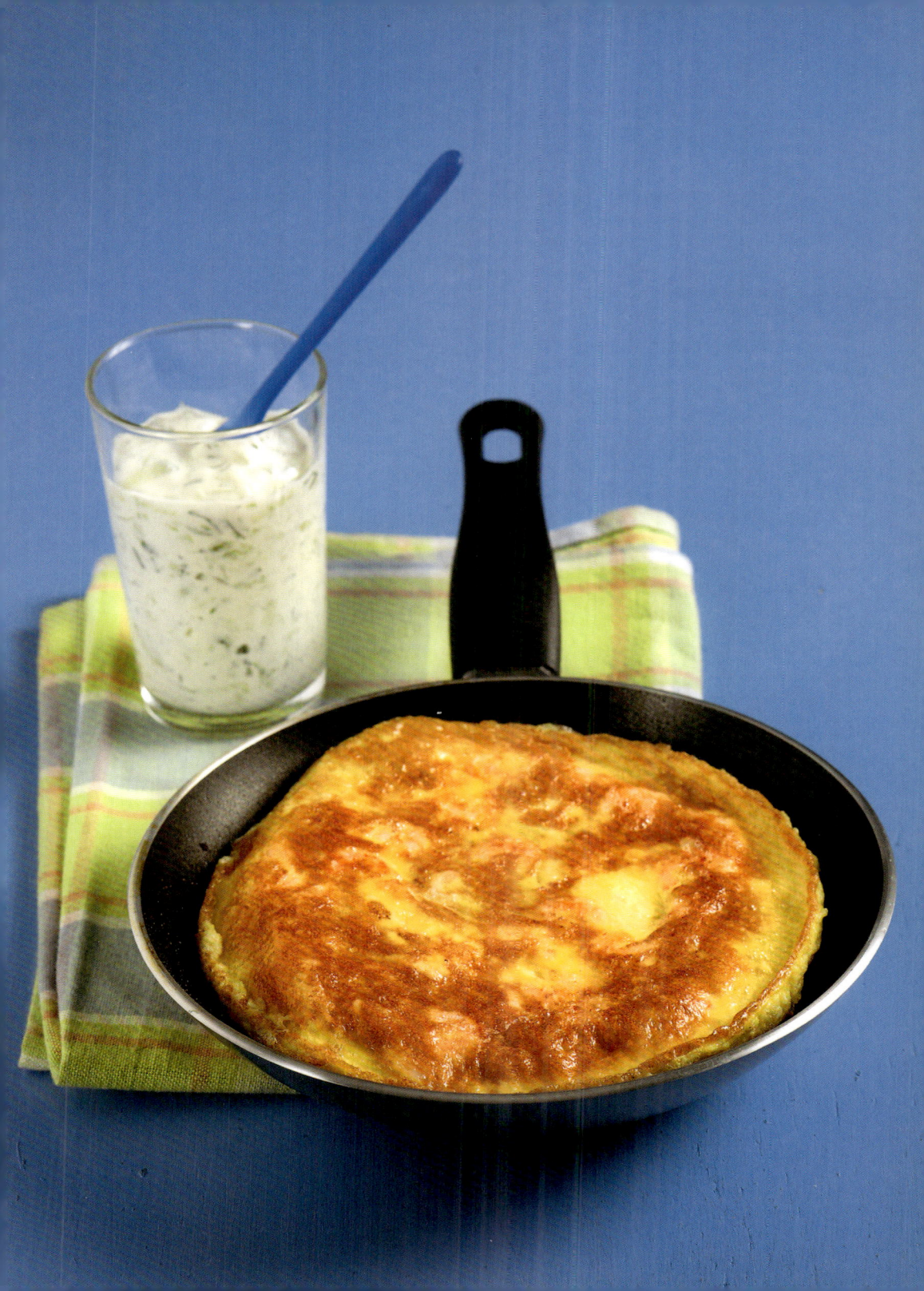

Aktiv geht´s leichter

Sie und Ihr Stoffwechsel werden sich rasch an die Insulin-Trennkost gewöhnt haben. Das geht schneller, als Sie denken, schließlich ist diese Ernährungsweise genau auf unsere Stoffwechselbedürfnisse und unseren zirkadianen, also 24-stündigen, Rhythmus abgestimmt. Dabei werden Fettreserven eingeschmolzen, und die Pfunde purzeln. Das geht bei dem einen schneller, bei dem anderen langsamer – je nach Stoffwechseltyp. Letztlich können Sie mit der Ernährung nach dem Schlank-im-Schlaf-Prinzip und etwas Durchhaltevermögen auf alle Fälle erfolgreich Ihr Wunschgewicht erreichen und halten, ohne sich zu mühen.

Das Plus beim Schlankwerden: Bewegung

Wer den Abnehmprozess beschleunigen möchte, kann das tun, indem er mittags auf Mischkostmahlzeiten verzichtet und auch jetzt eine reine Eiweißmahlzeit verzehrt. Oder/Und er setzt seinen Körper in Bewegung: Körperliche Aktivität, vor allem wenn Sie regelmäßig Sport treiben, hat eine ganze Reihe von gesundheitlich wertvollen Vorzügen. Im Zusammenhang mit dem Körpergewicht hat Sport noch einige weitere unschlagbare Vorteile:

▶ Regelmäßiges moderates Ausdauertraining kurbelt die Fettverbrennungsrate an.
▶ Regelmäßiges gezieltes Krafttraining regt den Muskelaufbau an, sorgt für eine attraktivere Körpersilhouette, einen starken Rücken und verstärkt darüber hinaus den Fettabbau in Ruhe, also auch beim Sitzen (!) im Büro sowie im Schlaf.
▶ Bewegung hilft so dabei, schneller abzunehmen, und vor allem, das erreichte Wunschgewicht viel leichter zu halten.
▶ Bewegung macht Spaß, wenn Sie erst einmal Ihren inneren Schweinehund überwunden haben und sich nach einem langen Tag im Auto oder am Schreibtisch in die Laufschuhe stellen. Und sie macht wieder locker und entspannt.
▶ Sportliche Aktivitäten machen den Kopf frei und liefern die perfekte Soforthilfe zur Senkung des Stresspegels.

Job und Training – natürlich geht das!

»Keine Zeit für Sport«, das ist eine der häufigsten und auch verständlichsten Ausreden. Denn der Beruf verlangt viel ab, Privatleben, Partnerschaft und Familie das Übrige. Doch trotzdem: Um weiter leistungsfähig und gesund zu bleiben und um vom stressigen Berufsalltag abzuschalten, ist Bewegung das Mittel der Wahl.

Dabei ist der Zeiteinsatz gar nicht so groß, wie viele glauben. Entscheidend ist die Kontinuität: Bewegung muss regelmäßig stattfinden, nicht als sporadisches »Strohfeuer«, sondern als fest etablierte Aktivität, bei der zudem möglichst viel Fett verbrannt wird. Wenn man ehrlich zu sich selbst ist, dann wird schnell klar: Bewegung und Training sind vornehmlich eine Frage der Priorität, weniger eine Frage des Zeitbudgets.

Internationale Studien beweisen, dass täglich ein halbe Stunde Bewegung viele gesundheitliche Effekte bringt und zudem das Abnehmen beschleunigt. 30 Minuten Bewegung sind also ein gesundes Maß, das jeder problemlos erreichen kann. Dabei ist es dem Körper – genauer den Muskeln – ziemlich egal, ob man sie durch ein zügiges Gehen, durch eine anstrengende Gartenarbeit oder durch sportliche Betätigung aktiviert. Entscheidend ist, dass die Muskeln bewegt werden – je öfter, desto besser.

... nicht zuletzt: mehr Alltags-aktivität

Messungen des Kalorienumsatzes machen deutlich, dass durch Alltagsaktivitäten in der Summe ein beachtlicher Mehrverbrauch zustande kommt. Wer z. B. morgens auf dem Weg zur Arbeit fünf Minuten mit beschleunigtem Tempo »walkt«, im Tagesverlauf konsequent Fahrstuhl und Rolltreppen meidet, kleine Bewegungspausen mit Fitnessübungen in den Alltag einbaut, hat schon einen beträchtlichen Teil seines »Bewegungs-Solls« geleistet – und das mal so eben »nebenbei«. Aktuelle wissenschaftliche Studien weisen übrigens nach, dass diese »Bewegungshäppchen« in der Summe ähnlich gut zählen wie eine zusammenhängende Aktivität gleicher Dauer. Für den Stoffwechsel sind diese eingestreuten »Aktivizer« sogar äußerst nützlich, denn auf diese Weise wird er immer wieder angeregt.

... optimale Effekte mit Sport

Bewegung im Alltag liefert als »erste Säule« eine gute Basis, um mit sportlichen Aktivitäten gezielt eine Verbesserung der Leistungsfähigkeit und damit auch des Kalorienumsatzes zu erzielen. Dabei hat sich die Kombination aus Ausdauer- und Krafttraining als unschlagbares Konzept erwiesen. Mit dieser Doppelstrategie erhöhen Sie den Kalorienverbrauch nicht nur während des Sports, sondern auch in Ruhe – also 24 Stunden am Tag.

Die Effekte gehen quasi Hand in Hand: Durch ausdauerbetonte Aktivitäten wie beispielsweise Walking oder Radfahren verbessern Sie Ihre Herz-Kreislauf-Leistung und Ihre Stoffwechselfunktionen. Bereits nach wenigen Trainingseinheiten können Sie mehr Energie bei gleichem Zeiteinsatz verbrennen. Da Sie problemlos auch länger durchhalten, erhöhen Sie den Kalorienverbrauch umso mehr. Aus-

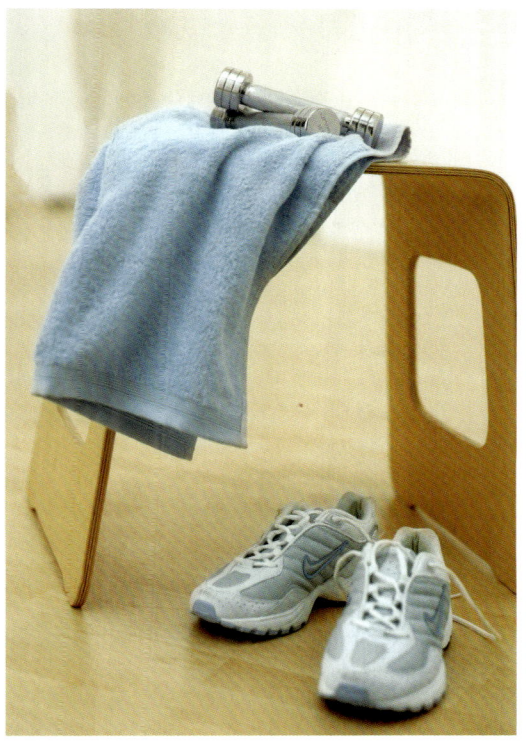

dauertraining stellt also die »zweite Säule« unseres Bewegungskonzepts dar.

Das Kräftigungstraining als »dritte Säule« wiederum sorgt dafür, dass Sie Ihre Muskeln – Ihren Verbrennungsmotor – vergrößern bzw. erhalten und auf diese Weise generell mehr Energie verbrennen. Ein Effekt, der lange Zeit wenig beachtet wurde, der aber für die Gewichtskontrolle entscheidend ist. Denn jedes Kilo an Muskulatur verbraucht etwa 30 Kilokalorien pro Tag. Leider ist es jedoch so, dass man (hormonell bedingt) ab dem dreißigsten Lebensjahr allmählich Muskelmasse abbaut. Wer jedoch diesem Abbau durch ein gezieltes Krafttraining entgegenwirkt und darüber hinaus noch Muskelsubstanz aufbaut, hat es viel leichter, sein Wunschgewicht zu erreichen und es dauerhaft zu erhalten.

Das richtige Ausdauertraining

Ein gesundes und effektives Ausdauertraining steht und fällt mit der individuell passenden Trainingsintensität. Oft wird viel zu hart trainiert, was dazu führt, dass man einerseits nicht lange genug durchhält, andererseits am Trainingsziel Fettverbrennung vorbeitrainiert. Wer zum Beispiel mit hochrotem Kopf und außer Atem unterwegs ist, verbrennt in erster Linie Zucker und hemmt gleichzeitig den Fettstoffwechsel. Das ist unerwünscht, da man den Körper ja genau dazu »erziehen« möchte, anteilsmäßig viel Fett zu verbrennen. Denn Ausdauertrainierte erzielen eine höhere Fettverbrennungsrate, sowohl in Ruhe als auch unter körperlicher Belastung. Die Konsequenz kann also nur heißen, den Fettstoffwechsel zu trainieren, und das klappt nur bei moderaten, nicht zu hohen Trainingsintensitäten.

Wie intensiv?

Die individuell passende Trainingszone kontrollieren Sie am besten mithilfe der Pulsfrequenz. Eine zuverlässige Pulsuhr gibt es heute bereits für ungefähr 20 Euro; sie sollte deshalb zur Standardausrüstung aller Sportler

gehören. Die für Sie passende Trainingspulsfrequenz ermitteln Sie anhand unserer Tabelle, die sowohl Ihren Ruhepuls, Ihr Alter als auch den Trainingszustand berücksichtigt. Die Trainingspulsfrequenz gilt als Obergrenze für Ihr Ausdauertraining, wobei es kein Problem ist, wenn Ihr Puls diesen Richtwert kurzzeitig um ein paar Schläge überschreitet. Ihren Ruhepuls messen Sie morgens unmittelbar vor dem Aufstehen.

Welche Ausdauersportart?

Grundsätzlich steht eine ganze Palette von Ausdauersportarten zur Verfügung. Ob für Sie Joggen, Walken, Nordic Walking, Inlineskaten, Radfahren oder Schwimmen infrage kommt, hängt einerseits davon ab, was Ihnen liegt bzw. Ihnen am meisten zusagt. Andererseits spielen aber auch die körperliche Leistungsfähigkeit und letztlich auch das Körpergewicht bei der Auswahl eine wichtige Rolle. So wirkt beispielsweise beim Joggen das Zwei- bis Dreifache des Körpergewichts auf die Gelenke, weshalb diese Sportart für Übergewichtige per se ungeeignet ist. Als Alternativen stehen hier die anderen Sportarten zur

Die optimale Trainingspulsfrequenz

Untrainierte suchen in der Tabelle einfach ihr Alter und ihre Pulschläge pro Minute im Ruhezustand. So gelangen Sie zu Ihrer optimalen Trainingspulsfrequenz. Wer bereits regelmäßig trainiert, kann 5 Schläge dazuaddieren.

Ruhe-Herzfrequenz	unter 30 J.	30–39 J.	40–49 J.	50–59 J.	über 59 J.
50–59	140	135	125	120	115
60–69	145	135	130	125	120
70–79	145	140	135	130	125
über 79	150	145	140	130	125

Verfügung, bei denen die Gelenkbelastungen deutlich moderater sind. Als weitere Alternativen bieten sich auch Hometrainer wie z. B. Fahrradergometer oder Crosstrainer an, mit denen man jederzeit im häuslichen Bereich trainieren kann.

Wie lange, wie oft?

Für Einsteiger bringen Trainingseinheiten von 15 Minuten erste Erfolge. Das Pensum sollte nach und nach auf etwa eine halbe Stunde gesteigert werden. Damit liegt man schon mitten im gesundheitlichen »Soll«. Wer länger trainieren möchte, kann seinen Trainings- und Abnehmeffekt weiter steigern.

Trainingseffekte entstehen grundsätzlich aus einem Wechselspiel von Belastung und Erholung. Aus diesem Grund ist es auch wesentlich effektiver, das Pensum gleichmäßig über die Woche zu verteilen, als alles an einem Tag ableisten zu wollen. Ein optimaler Rhythmus entsteht zum Beispiel, wenn Sie jeden zweiten oder dritten Tag aktiv sind. Die Tage dazwischen eignen sich, um dann unsere Übungen zum Muskelaufbau durchzuführen.

Das richtige Muskeltraining

Wir haben für Sie auf den nächsten Seiten ein kurzes, effektives Work-out zusammengestellt, mit dem Sie gezielt und in kurzer Zeit Ihre Muskulatur aufbauen können. Es handelt sich dabei um vier Übungen für große Muskelgruppen, die Sie überall – im Büro, im häuslichen Bereich oder beim Sport – einsetzen können. Sie brauchen dazu (außer Hocker, Tisch und Wand) keinerlei Hilfsmittel und auch keine Sportbekleidung.

Wie trainieren?

Führen Sie von jeder Übung 10 bis 15 Wiederholungen durch. Achten Sie dabei auf eine technisch korrekte Ausführung und auf ein

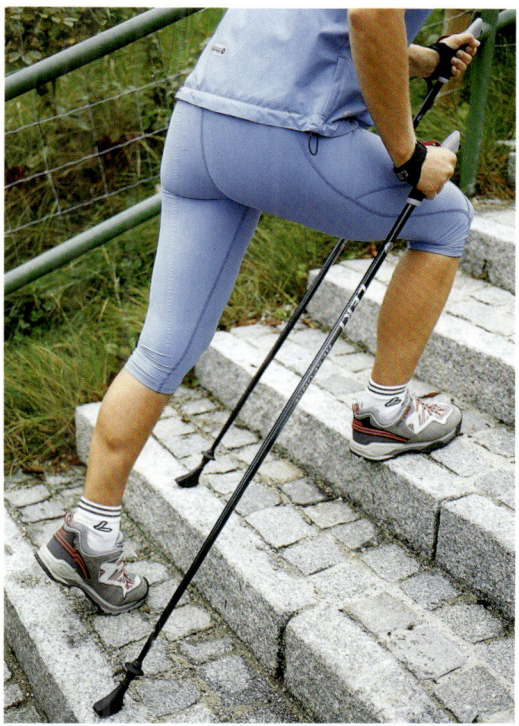

gleichmäßiges Bewegungstempo: So dauert beispielsweise beim »Tisch-Liegestütz« das Absenken etwa 1 Sekunde, dann im Umkehrpunkt 1 Sekunde verharren und innerhalb 1 Sekunde wieder in die Ausgangsposition zurückkehren.

Damit dauert jede Übung zwischen 30 und 45 Sekunden. Wenn Sie alle vier Übungen aneinanderreihen, kommen Sie somit inklusive Wechselzeiten auf insgesamt ungefähr vier Minuten Übungsdauer. Das Programm ist also kurz und knackig. Als Minimalversion reicht ein Durchgang. Effektiver ist es allerdings, wenn Sie noch eine zweite und gegebenenfalls auch eine dritte Runde durchführen. Das Work-out dauert demnach 8 bzw. 12 Minuten und passt damit in jeden noch so vollen Terminkalender.

Übung 1: Hocker-Kniebeuge

TRAININGSZIEL: Training der gesamten Beinmuskulatur im Zusammenspiel mit der Gesäß- und unteren Rückenmuskulatur. Diese Übung kräftigt die gesamte gegen die Schwerkraft wirkende Muskelkette, die den Körper aufrichtet.

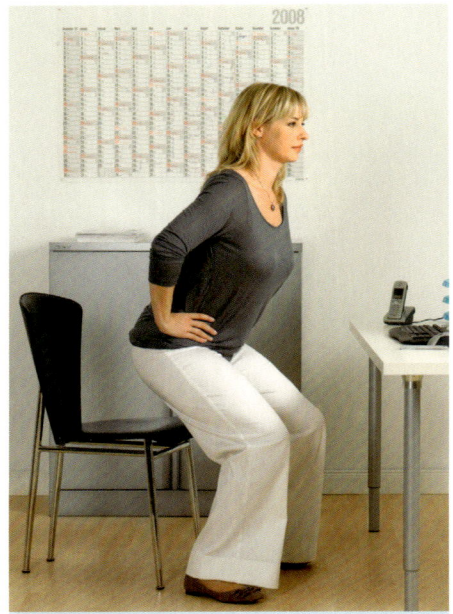 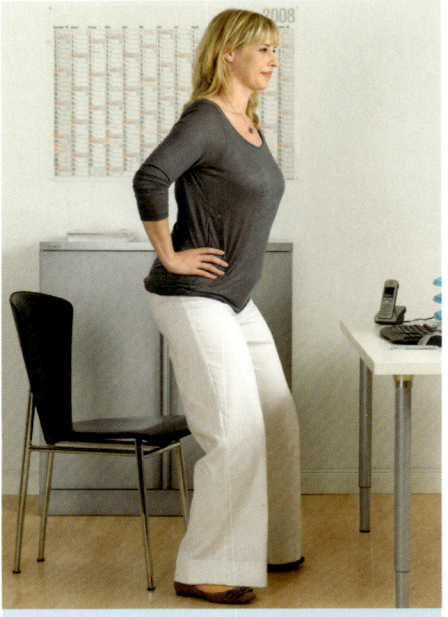

AUSGANGSPOSITION:
Setzen Sie sich bei normaler Sitzposition an den vorderen Rand der Sitzfläche. Setzen Sie die Beine etwas weiter als hüftbreit auf, kippen Sie den Oberkörper bei geradem Rücken etwas nach vorn, heben Sie das Gesäß dann einige Zentimeter an.

ENDPOSITION:
Richten Sie sich dann mit der Kraft der Oberschenkel weiter auf, wobei die Knie im obersten Punkt der Bewegung nicht ganz durchgedrückt werden. Den Körper langsam mit dem Po voran wieder absenken, ohne die Sitzfläche zu berühren.

BESONDERS ZU BEACHTEN: Der Rücken bleibt während der gesamten Bewegung gerade mit normaler Schwingung in der Lendenwirbelsäule. Achten Sie besonders darauf, dass die Knie – von oben betrachtet – nicht vor die Fußspitzen geschoben werden.

VARIATIONEN: Wenn Sie bei dieser Übung die Rückenmuskeln stärker einbeziehen möchten, nehmen Sie die Hände seitlich an den Kopf und führen die Ellbogen bis etwa in Verlängerung der Schulter nach hinten.

Übung 2: Bauch-Lift

TRAININGSZIEL: Training der unteren Bauchmuskulatur. Sie stabilisiert die Haltung und den Rücken. Die Übung ist für all diejenigen besonders wichtig, die viel sitzen.

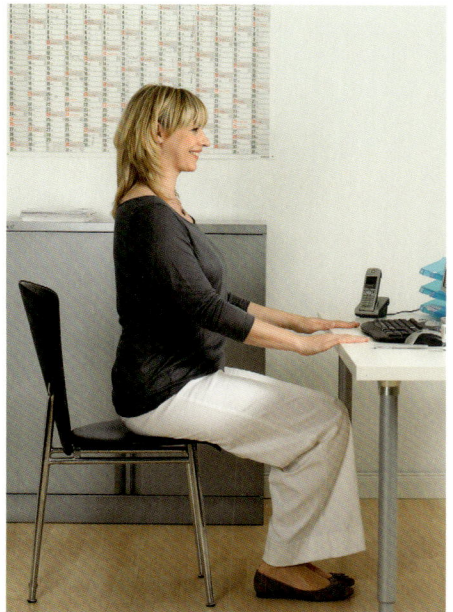

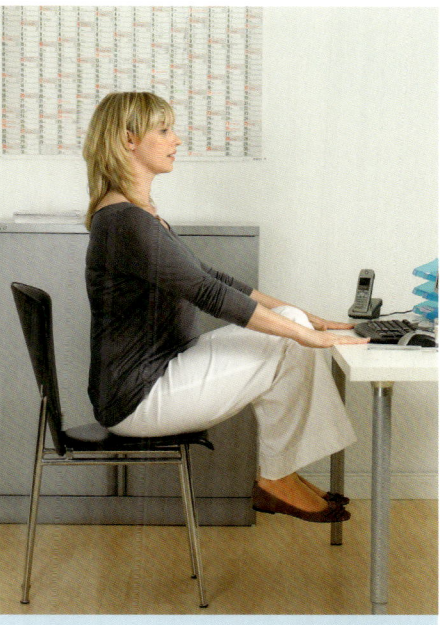

AUSGANGSPOSITION:
Positionieren Sie den Stuhl etwas weiter vom Tisch entfernt, stützen Sie sich mit beiden Handflächen stabil auf dem Schreibtisch ab. Spannen Sie (initial) die Bauchmuskeln an.

ENDPOSITION:
Heben Sie dann in einer langsamen, kontrollierten Bewegung die gebeugten Knie an, bis sie sich etwas über den Unterarmen befinden. Spannung kurz halten, dann langsam wieder absenken, ohne mit den Füßen den Boden zu berühren.

BESONDERS ZU BEACHTEN: Halten Sie den Rücken während der gesamten Übung gerade (weder ins Hohlkreuz ausweichen noch einen Rundrücken erzeugen). Führen Sie die Bewegung langsam, ohne jeden Schwung und in kleinen Bewegungsradien durch. Gleichmäßig atmen: dabei am besten mit dem Anheben der Knie ausatmen.

VARIATIONEN: Sie können die Übung auch im alternierenden Wechsel durchführen, wobei auch hier die Füße nicht abgestellt werden.

Übung 3: »Liegestütz« im Stehen

TRAININGSZIEL: Mit dieser Übung trainieren Sie die Brust- und Schultergürtelmuskulatur sowie die Armstrecker.

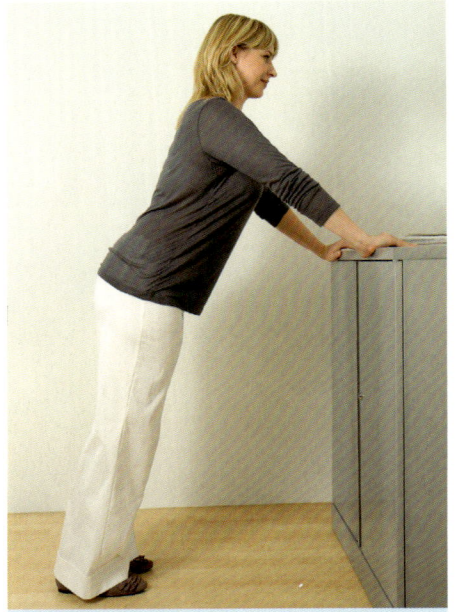 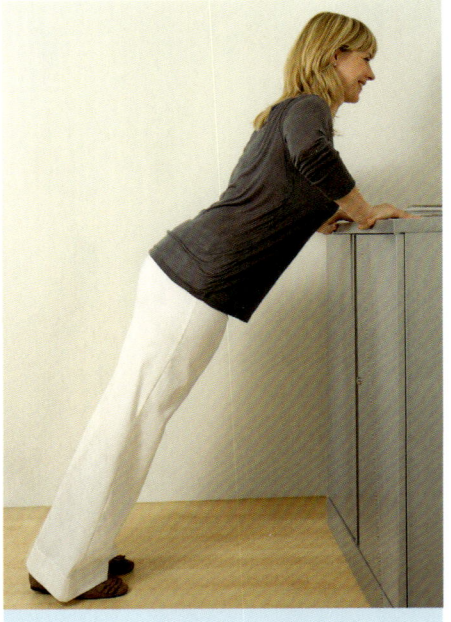

AUSGANGSPOSITION:
Stützen Sie sich im Abstand von etwa einem halben Meter mit beiden Handflächen symmetrisch an einer stabilen Ablage (z. B. Kommode, ggf. auch Wand) ab. Spannen Sie bewusst die Bauch- und Gesäßmuskeln an, damit die Beine und der Oberkörper konsequent in einer Linie gehalten werden.

ENDPOSITION:
Mit dieser kontrollierten, gestreckten Körperhaltung mehrere langsame »Liegestütze« durchführen. Der Kopf bleibt dabei stets in Verlängerung des Rückens, die Blickrichtung geht nach vorn-unten.

BESONDERS ZU BEACHTEN: Nicht mit dem Becken nach vorn ins Hohlkreuz ausweichen (auf konstante Bauchmuskelspannung achten). Andernfalls bitte die Knie leicht beugen.

VARIATIONEN: Je größer der Abstand zur Stützfläche, desto höher der Schwierigkeitsgrad.

Übung 4: Wanddrücker

TRAININGSZIEL: Auftrainieren der zwischen den Schulterblättern gelegenen Muskeln. Sie sind gerade bei »Sitzmenschen« häufig abgeschwächt. Eine Kräftigung sorgt auch für eine Aufrichtung und damit Verbesserung Ihrer Körperhaltung.

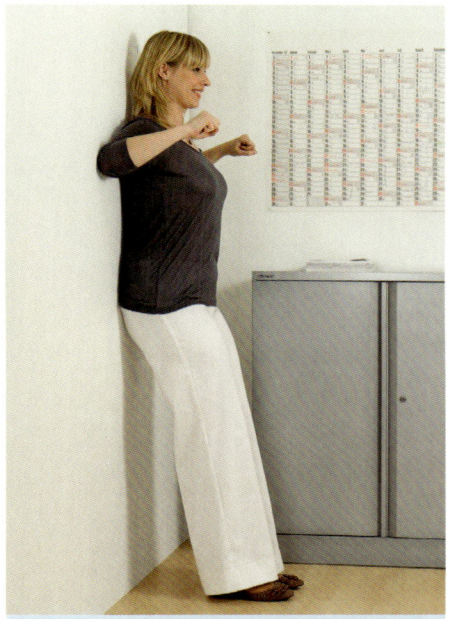 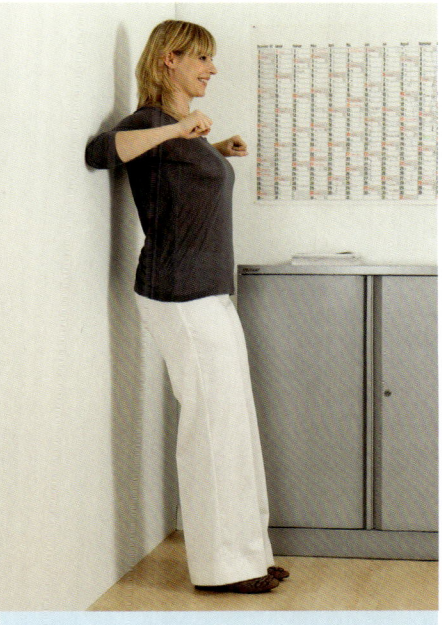

AUSGANGSPOSITION:
Stellen Sie sich im Abstand von 1 bis 2 Fußlängen vor eine stabile Wand. Setzen Sie die Ellbogen seitlich etwas unterhalb der Schulterhöhe gleichmäßig an der Wand auf.

ENDPOSITION:
Drücken Sie nun den gestreckten Körper mit der Kraft der Schulterblattmuskeln von der Wand ab und halten Sie kurz die Spannung.

BESONDERS ZU BEACHTEN: Halten Sie den Rücken stets in einer Linie, als hätten Sie einen Stock verschluckt. Ziehen Sie zur besseren Körperkontrolle leicht die Fußspitzen an.

VARIATIONEN: Je größer der Abstand zur Wand, desto höher der Schwierigkeitsgrad.

Rezeptregister

Damit Sie sofort sehen, ob es sich um ein Frühstücks-, Mittags- oder Abendrezept handelt, haben wir die Rezepte mit den jeweiligen Buchstaben (F = Frühstück, M = Mittag, A = Abend) in Klammern gekennzeichnet. Speisen aus Fertigprodukten erkennen Sie am zusätzlichen »c« (= convenience).

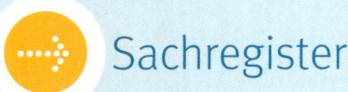

Sachregister

Bücher, Fachbeiträge,
die weiterhelfen

- Reduktion der glykämischen Last bei Übergewicht und Adipositas
  Huehmer, Ulrich P. et al., in: Diabetes aktuell 2008; 6 (2)

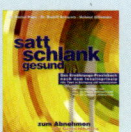

- Satt – schlank – gesund. Das Ernährungs-Praxisbuch nach dem Insulinprinzip
  Pape, Dr. D., Schwarz, Dr. R., Gillessen, H., 2003, Deutscher Ärzte-Verlag, Köln

- Untersuchungen zum 24-h-Energieumsatz des Menschen: Zirkadianer Rhythmus, Beziehungen zum Körpergewicht und zur Ernährung
  Steininger, J.; Original: Z. ges. inn. Med., Jahrg. 40, Heft 8. Aus der Klinik für Physiotherapie des Städtischen Klinikums Berlin-Buch

Bücher aus dem
GRÄFE UND UNZER VERLAG

- **Die große GU-Nährwert-Kalorien-Tabelle**
  Aign, W., Elmadfa, Prof. Dr. I., Muskat, Prof. Dr. E., Fritzsche, D.

- **Schlank im Schlaf. Die revolutionäre Formel: So nutzen Sie Ihre Bio-Uhr zum Abnehmen**
  Pape, Dr. D., Schwarz, Dr. R., Trunz-Carlisi, E., Gillessen, H.

- **Schlank im Schlaf. Der 4-Wochen-Power-Plan**
  Pape, Dr. D., Schwarz, Dr. R., Trunz-Carlisi, E., Gillessen, H.

Adressen,
die weiterhelfen

- **Ernährungsmedizin und Adipositas-Konzept**
  Dr. med. Detlef Pape
  Zweigertstraße 37–41, 45130 Essen
  Tel. 02 01/7 49 55 77

- **Institut für Prävention und Nachsorge (IPN)**
  Elmar Trunz-Carlisi
  Carl-von-Linde-Straße 4, 50999 Köln
  Tel. 0 22 36/39 31-0, Fax: 0 22 36/39 31-39
  www.ipn-online.de

Bestelladressen

- **Gemüse, Fleisch & Käse in Bio-Qualität bestellen:**
  www.gemüseabo.com

- **Müsli individuell online mixen und bestellen:**
  www.mymuesli.com

- **Kohlenhydrateriegel für das Frühstück, Proteinriegel, Trinknahrung und spezielle Brotbackmischungen für das Abendessen:**
  InsuLean GmbH & Co. KG
  Goethestraße 100, 45130 Essen
  Tel. 02 01/7 49 55 77, Fax 0201/7 49 55 93
  www.insulean.de

- **Tiefkühlkost:**
  www.bofrost.de
  www.eismann.de

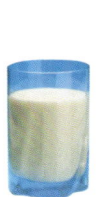
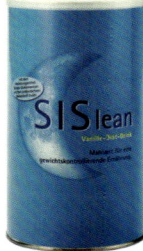

Impressum

Genehmigte Lizenzausgabe für
Verlagsgruppe Weltbild GmbH,
Steinerne Furt, 86167 Augsburg
Copyright der Originalausgabe
© 2009
GRÄFE UND UNZER VERLAG GmbH,
München.
Alle Rechte vorbehalten.
Nachdruck, auch auszugsweise,
sowie Verbreitung durch Film, Funk,
Fernsehen und Internet, durch
fotomechanische Wiedergabe,
Tonträger und Datenverarbeitungs-
systeme jeder Art nur mit schriftlicher
Genehmigung des Verlages.

Programmleitung: Doris Birk
Redaktion: Birgit Rademacker
Freie Mitarbeit (Text): Anna Cavelius
Rezepte: Marco Wetzel
Lektorat: Claudia Lenz, Gudrun Mach
Korrektorat: Waltraud Schmidt
Layout: independent Medien-Design,
München
Herstellung: Susanne Mühldorfer
Satz: Filmsatz Schröter, München
Lithos: Longo AG, Bozen
Umschlaggestaltung: Maria Seidel,
Atelier Seidel – Verlagsgrafik, Teising
Gesamtherstellung: Offizin Andersen
Nexö Leipzig GmbH, Zwenkau
Printed in the EU
978-3-8289-3489-4

2012   2011   2010
Die letzte Jahreszahl gibt die aktuelle
Lizenzausgabe an.

Einkaufen im Internet:
www.weltbild.de

Die Fotografinnen

Ulrike Schmid und **Sabine Mader** arbeiten seit Jahren als eingespieltes Team in ihrem Fotostudio **Fotos mit Geschmack**. Inspiration finden sie auf ihren Reisen, immer auf der Suche nach ausgefallenen Requisiten. Unterstützt wurden sie dabei von Margit Proebst (Foodstyling).

Bildnachweis

Titelfoto: istock/Ermin Gutenberger,
Andyd, Gabor Izso, Klaudia Steiner
Gräfe und Unzer: S. 131
Leonhard Lenz: S. 133
Tom Roch: Klappe vorn, S. 2 li., 4/5, 6,
16, 18, 134–137
Fotos mit Geschmack: alle anderen
Fotos
Außenklappe hinten:
Christian Hoeder (oben); alle anderen
Bilder privat

Wichtiger Hinweis

Die Gedanken, Methoden und Anregungen in diesem Buch wurden nach bestem Wissen erstellt und mit größtmöglicher Sorgfalt überprüft. Sie bieten jedoch keinen Ersatz für kompetenten medizinischen Rat. Jede Leserin, jeder Leser sollte für das eigene Tun und Lassen auch weiterhin selbst verantwortlich sein. Weder Autoren noch Verlag können für eventuelle Nachteile oder Schäden, die aus den im Buch gegebenen praktischen Hinweisen resultieren, eine Haftung übernehmen.

Notizen

1 **Woche** gut essen und abnehmen **ohne Kochen**

Alle Mengenangaben in diesem Wochenplan sind für 1 Person.

MORGENS

Wer ständig im Stress ist, keine Zeit zum Kochen findet, der kann sich auch mit einigen Fertigprodukten aus dem Supermarkt versorgen. Hier finden Sie einen Wochenplan für eine Woche (fast) ohne Kochen mit Produkten, die Sie in jedem gut sortierten Supermarkt bekommen. Die Produkte sind so gewählt, dass Sie sie entweder direkt aus der Packung essen können oder nur kurz in der Mikrowelle oder im Backofen warm machen müssen. Natürlich wurde bei der Auswahl auch darauf geachtet, dass Sie die vorgeschriebenen SiS-Punkte erreichen und nicht zu viel Fett aufnehmen. Hier nochmal für Sie zur Erinnerung die wichtigsten Punkte des Schlank-im-Schlaf-Prinzips:

▶ Vermeiden Sie morgens weitestgehend tierisches Eiweiß aus Fleisch, Fisch, Wurst, Milch und Milchprodukten sowie Eiern.

▶ Ein Mann/eine Frau mit einem BMI < 30 braucht morgens und mittags jeweils 100 g/75 g Kohlenhydrate, ein Mann/eine Frau mit einem BMI > 30 sollte jeweils 125 g/100 g Kohlenhydrate aufnehmen.

▶ Abends sollten Sie sich dagegen an »no carb« halten und keine Kohlenhydrate aus Brot, Kartoffeln, gekochten Möhren, Hülsenfrüchten, Nudeln oder Reis essen. Nur so locken Sie über Nacht das Wachstumshormon, das Ihnen hilft, das Fett auf den Hüften zu verbrennen.

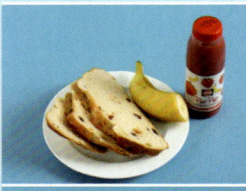

250 ml Smoothie Pur Pur Erdbeer-Banane (Schwartau) + 1/2 Banane + 100 g Hefezopf

● ● ● ● ● ● ● ●

10 g Fett

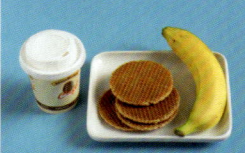

4 Honigwaffeln (120 g; Gut & Gerne) + 1 Banane + 1 Espresso to go (ohne Zucker)

● ● ● ● ● ● ● ●

16 g Fett

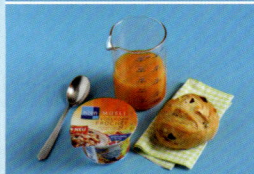

1 Portionsbecher Vollkorn-Früchte-Müsli (Kölln; 50 g) mit 250 ml Multivitaminsaft anrühren + 1 Rosinenbrötchen

● ● ● ● ● ● ● ●

4 g Fett

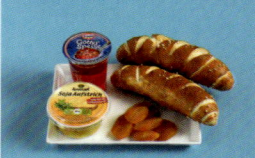

2 Laugenstangen + 50 g Soja-Aufstrich »wie feine Leberwurst« (Alnatura) + 50 g getrocknete Aprikosen + 1 Becher Götterspeise »Himbeer« (Dr. Oetker; aus dem Kühlregal; 125 g)

● ● ● ● ● ● ● ●

10 g Fett

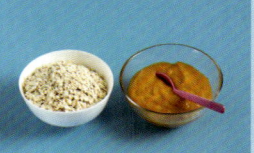

200 g Apfel-Aprikosenmus (Rewe) + 100 g blütenzarte Haferflocken (Kölln)

● ● ● ● ● ● ●

7 g Fett

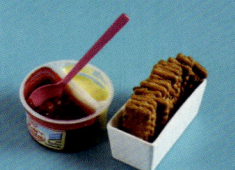

160 g Rote Grütze (aus dem Kühlregal; Dr. Oetker) + 100 g Vollkornkekse »Müsli« (Brandt)

● ● ● ● ● ● ● ●

21 g Fett

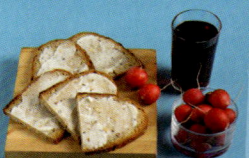

2 1/2 Scheiben Mischbrot + 20 g Zwiebelschmalz (Alnatura) + 150 g Radieschen + 200 ml Traubensaft

● ● ● ● ● ● ● ●

15 g Fett